イラストで楽しく学ぶ取穴法

経穴インパクト
ACUPOINT IMPACT

著・原田 晃
(お茶の水はりきゅう専門学校 専任教員)

はじめに

　本書は「インパクトシリーズ」の第4弾、経穴編です！
　今回は、人体に無数に存在する経穴の取り方（取穴法）を、とことんシンプルに、分かりやすく解説することをコンセプトに書きました。今までにありそうでなかった、取穴法に的をしぼった画期的な参考書です。
　例えば、ある経穴の取穴法に「〇〇筋と〇〇骨の間に取る」とあれば、その〇〇筋や〇〇骨の触診法から順序を追って解説し、解剖学が苦手な初学者でも、正しく取穴ができるように工夫しています。また、随所に本書のメインキャラクターである「ツボッキー」による、経穴に関する雑学の紹介、取穴の際に気をつけるべきアドバイスなどもふんだんに盛り込み、楽しく学習できる構成としました。
　この『経穴インパクト』が、国家試験の合格を目指す学生の皆さんをはじめ、臨床家の皆さん、そして東洋医学に興味を持たれているすべての皆さんのお役に立てることができれば、著者として望外の喜びです。

お茶の水はりきゅう専門学校 専任教員

原田 晃

本書の使い方

経穴の名称と基本情報の欄です

代表的な主治を示しています

※経穴の部位の表記は、日本経絡経穴研究会の許可を得て、『WHO/WPRO 標準経穴部位』(医道の日本社)から転載しています。

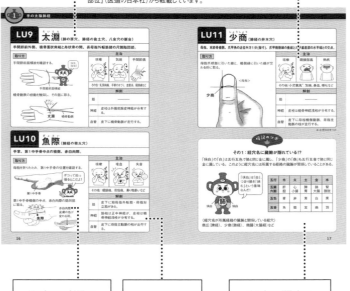

取穴の手順や注意点などを解説しています

解剖の解説欄です

経穴に関する雑学をコラムで紹介しています

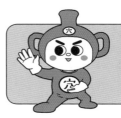

ツボッキー

取穴が得意な男の子。本書の案内役を務めます。取穴の際の注意点やアドバイスを一生懸命ていねいに教えてくれます。

CONTENTS

1 手の太陰肺経(LU) 11

中府…12／雲門…12／天府…13／侠白…13／尺沢…14／孔最…14
列欠…15／経渠…15／太淵…16／魚際…16／少商…17

2 手の陽明大腸経(LI) 19

商陽…20／二間…20／三間…21／合谷…21／陽渓…22／偏歴…22／温溜…23
下廉…23／上廉…24／手三里…24／曲池…25／肘髎…26／手五里…26
臂臑…27／肩髃…27／巨骨…28／天鼎…28／扶突…29／禾髎…29／迎香…30

3 足の陽明胃経(ST) 31

承泣…32／四白…32／巨髎…33／地倉…33／大迎…34／頰車…34／下関…35
頭維…35／人迎…36／水突…36／気舎…37／欠盆…38／気戸…38／庫房…39
屋翳…39／膺窓…40／乳中…40／乳根…41／不容…42／承満…42／梁門…43
関門…43／太乙…44／滑肉門…44／天枢…45／外陵…45／大巨…46
水道…46／帰来…47／気衝…47／髀関…48／伏兎…49／陰市…49／梁丘…50
犢鼻…50／足三里…51／上巨虚…52／条口…52／下巨虚…53／豊隆…53
解渓…54／衝陽…54／陥谷…55／内庭…55／厲兌…56

4 足の太陰脾経(SP) 57

隠白…58／大都…58／太白…59／公孫…59／商丘…60／三陰交…60
漏谷…61／地機…62／陰陵泉…62／血海…63／箕門…63／衝門…64
府舎…64／腹結…65／大横…65／腹哀…66／食竇…66／天渓…67
胸郷…67／周栄…68／大包…68

手の少陰心経(HT) ································· 69

極泉…70／青霊…70／少海…71／霊道…71／通里…72／陰郄…72／神門…73
少府…73／少衝…74

 手の太陽小腸経(SI) ································· 75

少沢…76／前谷…76／後渓…77／腕骨…77／陽谷…78／養老…79／支正…79
小海…80／肩貞…80／臑兪…81／天宗…81／秉風…82／曲垣…82
肩外兪…83／肩中兪…83／天窓…84／天容…84／顴髎…85／聴宮…85

 足の太陽膀胱経(BL) ································· 87

睛明…88／攅竹…88／眉衝…89／曲差…90／五処…90／承光…91／通天…91
絡却…92／玉枕…92／天柱…93／大杼…93／風門…94／肺兪…95
厥陰兪…95／心兪…96／督兪…96／膈兪…97／肝兪…97／胆兪…98
脾兪…98／胃兪…99／三焦兪…99／腎兪…100／気海兪…100／大腸兪…101
関元兪…102／小腸兪…102／膀胱兪…103／中膂兪…103／白環兪…104
上髎…104／次髎…105／中髎…105／下髎…106／会陽…106／承扶…107
殷門…107／浮郄…108／委陽…108／委中…109／附分…110／魄戸…110
膏肓…111／神堂…112／譩譆…112／膈関…113／魂門…113／陽綱…114
意舎…114／胃倉…115／肓門…115／志室…116／胞肓…116／秩辺…117
合陽…117／承筋…118／承山…118／飛揚…119／跗陽…119／崑崙…120
僕参…120／申脈…121／金門…121／京骨…122／束骨…122／足通谷…123
至陰…123

 足の少陰腎経(KI) ································· 125

湧泉…126／然谷…126／太渓…127／大鍾…128／水泉…128／照海…129
復溜…129／交信…130／築賓…130／陰谷…131／横骨…131／大赫…132
気穴…132／四満…133／中注…133／肓兪…134／商曲…134／石関…135

陰都…135／腹通谷…136／幽門…136／歩廊…137／神封…138／霊墟…138
神蔵…139／彧中…139／俞府…140

9 手の厥陰心包経(PC) ……141

天池…142／天泉…142／曲沢…143／郄門…143／間使…144／内関…144
大陵…145／労宮…146／中衝…146

10 手の少陽三焦経(TE) ……147

関衝…148／液門…148／中渚…149／陽池…149／外関…150／支溝…150
会宗…151／三陽絡…151／四瀆…152／天井…153／清冷淵…153／消濼…154
臑会…155／肩髎…155／天髎…156／天牖…156／翳風…157／瘈脈…157
顱息…158／角孫…158／耳門…159／和髎…159／糸竹空…160

11 足の少陽胆経(GB) ……161

瞳子髎…162／聴会…162／上関…163／頷厭…163／懸顱…164／懸釐…165
曲鬢…165／率谷…166／天衝…166／浮白…167／頭竅陰…167／完骨…168
本神…168／陽白…169／頭臨泣…169／目窓…170／正営…171／承霊…171
脳空…172／風池…172／肩井…173／淵腋…173／輒筋…174／日月…174
京門…175／帯脈…176／五枢…176／維道…177／居髎…177／環跳…178
風市…178／中瀆…179／膝陽関…179／陽陵泉…180／陽交…180／外丘…181
光明…181／陽輔…182／懸鍾…182／丘墟…183／足臨泣…183／地五会…184
侠渓…184／足竅陰…185

12 足の厥陰肝経(LR) ……187

大敦…188／行間…188／太衝…189／中封…190／蠡溝…190／中都…191
膝関…191／曲泉…192／陰包…192／足五里…193／陰廉…193／急脈…194

章門…194／期門…195

13 督脈(GV) … 197

長強198／腰俞…198／腰陽関…199／命門…199／懸枢…200／脊中…200
中枢…201／筋縮…201／至陽…202／霊台…203／神道…203／身柱…204
陶道…204／大椎…205／瘂門…205／風府…206／脳戸…206／強間…207
後頂…207／百会…208／前頂…208／顖会…209／上星…209／神庭…210
素髎…210／水溝…211／兌端…212／齦交…212

14 任脈(CV) … 213

会陰…214／曲骨…214／中極…215／関元…215／石門…216／気海…217
陰交…217／神闕…218／水分…218／下脘…219／建里…219／中脘…220
上脘…220／巨闕…221／鳩尾…222／中庭…222／膻中…223／玉堂…223
紫宮…224／華蓋…224／璇璣…225／天突…225／廉泉…226／承漿…226

15 奇穴 … 227

四神聡…228／印堂…228／魚腰…228／太陽…229／球後…229／牽正…229
夾承漿…229／翳明…230／子宮…230／定喘…231／巨闕俞…231／接脊…231
痞根…231／下極俞…232／腰眼…232／十七椎…232／夾脊…232／四華…233
患門…234／肩内陵…235／腰痛点…235／落枕…235／八邪…236／四縫…236
十宣…236／鶴頂…237／内膝眼…237／胆嚢点…237／闌尾…238
八風…238／裏内庭…238／失眠…238
[よく知られている経穴の組み合わせ]
六つ灸…239／小児斜差の灸…239／脚気八処の穴…239／中風七穴…240

参考文献…241
索引…242

要穴一覧

五要穴

経絡		五要穴				
		原穴	郄穴	絡穴	募穴	兪穴
陰経	肝	太衝	中都	蠡溝	期門	肝兪
	心	神門	陰郄	通里	巨闕	心兪
	脾	太白	地機	公孫	章門	脾兪
	肺	太淵	孔最	列欠	中府	肺兪
	腎	太渓	水泉	大鍾	京門	腎兪
	心包	大陵	郄門	内関	膻中	厥陰兪
陽経	胆	丘墟	外丘	光明	日月	胆兪
	小腸	腕骨	養老	支正	関元	小腸兪
	胃	衝陽	梁丘	豊隆	中脘	胃兪
	大腸	合谷	温溜	偏歴	天枢	大腸兪
	膀胱	京骨	金門	飛揚	中極	膀胱兪
	三焦	陽池	会宗	外関	石門	三焦兪
督脈		ー	ー	長強	ー	ー
任脈		ー	ー	鳩尾	ー	ー
脾の大絡		ー	ー	大包	ー	ー

五兪(行)穴

陰経		井	榮	兪	経	合
		木	火	土	金	水
木	肝	大敦	行間	太衝	中封	曲泉
火	心	少衝	少府	神門	霊道	少海
土	脾	隠白	大都	太白	商丘	陰陵泉
金	肺	少商	魚際	太淵	経渠	尺沢
水	腎	湧泉	然谷	太渓	復溜	陰谷
火	心包	中衝	労宮	大陵	間使	曲沢
陽経		井	榮	兪	経	合
		金	水	木	火	土
木	胆	足竅陰	侠渓	足臨泣	陽輔	陽陵泉
火	小腸	少沢	前谷	後渓	陽谷	小海
土	胃	厲兌	内庭	陥谷	解渓	足三里
金	大腸	商陽	二間	三間	陽渓	曲池
水	膀胱	至陰	足通谷	束骨	崑崙	委中
火	三焦	関衝	液門	中渚	支溝	天井

五兪穴・五行穴

井穴(陰木)(陽金)	経脈の出る所
榮穴(陰火)(陽水)	経脈の溜る所
兪穴(陰土)(陽木)	経脈の注ぐ所
経穴(陰金)(陽火)	経脈の行く所
合穴(陰水)(陽土)	経脈の入る所

八会穴

腑会	中脘(任脈)	血会	膈兪(膀胱経)
臓会	章門(肝経)	骨会	大杼(膀胱経)
筋会	陽陵泉(胆経)	脈会	太淵(肺経)
髄会	懸鍾(胆経)	気会	膻中(任脈)

四総穴

足三里(胃経)	委中(膀胱経)	列欠(肺経)	合谷(大腸経)
肚腹は三里に止め	腰背は委中に求む	頭項は列欠に尋ね	面口(目)は合谷に収む

八総穴

衝脈:公孫(脾経) ——— 陰維脈:内関(心包経)
帯脈:足臨泣(胆経) ——— 陽維脈:外関(三焦経)
督脈:後渓(小腸経) ——— 陽蹻脈:申脈(膀胱経)
任脈:列欠(肺経) ——— 陰蹻脈:照海(腎経)

下合穴

胆	陽陵泉(胆経)	大腸	上巨虚(胃経)
小腸	下巨虚(胃経)	膀胱	委中(膀胱経)
胃	足三里(胃経)	三焦	委陽(膀胱経)

同身寸

経穴を取るときの、手指の長さを基準とした単位。

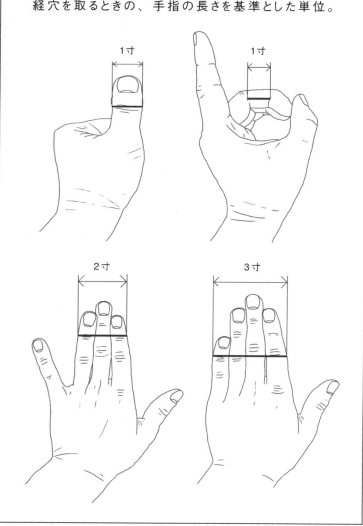

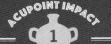

手の太陰肺経

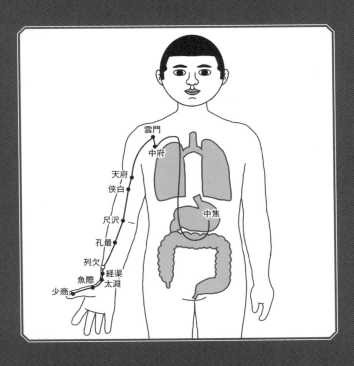

手の太陰肺経

LU1 中府 (肺の募穴)

前胸部、第1肋間と同じ高さ、鎖骨下窩の外側、前正中線の外方6寸。

取り方

雲門の直下1寸に取る。

母指の第1節の横幅が1寸だよ！

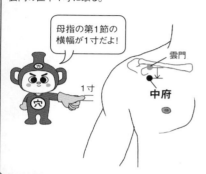

主治

咳嗽	気喘	肩背部痛

その他：感冒、顔の浮腫み、嘔吐

解剖

筋	皮下に大胸筋・小胸筋がある。
神経	筋枝は内側・外側胸筋神経が、皮枝は鎖骨上神経が分布する。
血管	皮下に胸肩峰動脈、外側胸動脈が走行する。

LU2 雲門

前胸部、鎖骨下窩の陥凹部、烏口突起の内方、前正中線の外方6寸。

取り方

上肢を屈曲したときにできるくぼみに取る。

上肢の屈曲

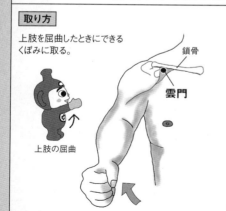

主治

咳嗽	気喘	肩背部痛・五十肩

その他：胸部煩悶感

解剖

筋	———
神経	皮枝は鎖骨上神経が分布する。
血管	皮下に胸肩峰動脈、外側胸動脈が走行する（深部を腋窩動脈が走行する）。

LU3 天府(てんぷ)

上腕前外側、上腕二頭筋外側縁、腋窩横紋前端の下方3寸。

取り方

腋窩横紋前端と尺沢(P14)を線で結び、腋窩横紋から1/3の高さ、上腕二頭筋外側縁に取る。
(腋窩横紋前端から尺沢までを9寸とする)

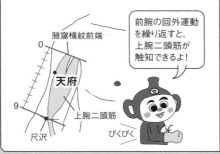

主治		
咳嗽	気喘	上肢痛

その他:喀血、肩関節周囲炎

解剖

筋	皮下に上腕二頭筋・上腕筋がある。
神経	筋枝は筋皮神経が、皮枝は上外側上腕皮神経が分布する。
血管	皮下に上腕動脈の枝が走行する。

※腋窩横紋:気を付けの姿勢をとったとき、腋にできるシワ

LU4 侠白(きょうはく)

上腕前外側、上腕二頭筋外側縁、腋窩横紋前端の下方4寸。

取り方

天府の1寸下で、上腕二頭筋外側縁に取る。

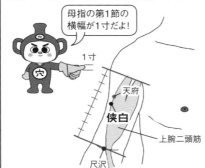

主治		
咳嗽	胸痛	胸満

その他:上肢痛、肩関節周囲炎

解剖

筋	皮下に上腕二頭筋・上腕筋がある。
神経	筋枝は筋皮神経が分布し、皮枝は上外側上腕皮神経が分布する。
血管	皮下に上腕動脈の枝が走行する。

手の太陰肺経

LU5 尺沢（しゃくたく）（肺経の合水穴）

肘前部、肘窩横紋上、上腕二頭筋腱外方の陥凹部。

取り方

肘を軽度屈曲させると、上腕二頭筋腱が緊張する。肘窩横紋と上腕二頭筋腱の外側陥凹部が交差した所に取る。

上腕二頭筋腱は肘関節の真ん中あたりにあってすごく硬いよ！

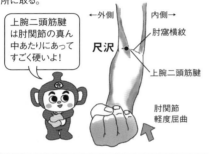

主治

嘔吐	咳嗽	咽頭部痛

その他：肘痛、小児の疳の虫、夜尿症

解剖

筋	皮下に上腕二頭筋(腱)・上腕筋がある。
神経	筋枝は筋皮神経が、皮枝は外側前腕皮神経が分布する。
血管	皮下に橈側反回動脈(橈骨動脈の枝)が走行する。

LU6 孔最（こうさい）（肺経の郄穴）

前腕前外側、尺沢と太淵を結ぶ線上、手関節掌側横紋の上方7寸。

取り方

尺沢と太淵(P16)を結ぶ線を引き、中点を取る。

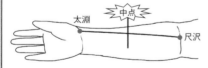

孔最はその中点の上方1寸に取る。

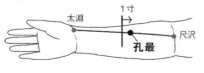

※ 尺沢から太淵までを12寸とする。

主治

痔	咳嗽	咽頭痛

その他：喀血、失音、前腕部痛、喘息

解剖

筋	皮下に腕橈骨筋・円回内筋がある。
神経	筋枝は橈骨神経・正中神経が、皮枝は外側前腕皮神経が分布する。
血管	皮下に橈骨動脈が走行する。

LU7 列欠 (肺経の絡穴、四総穴、八脈交会穴)

前腕橈側、長母指外転筋腱と短母指伸筋腱の間、手関節掌側横紋の上方1寸5分。

取り方

母指を外転・伸展すると長母指外転筋腱と短母指伸筋腱が緊張する。

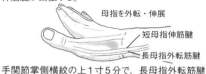

手関節掌側横紋の上1寸5分で、長母指外転筋腱と短母指伸筋腱の間の溝に取る。

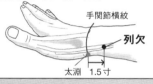

主治		
咳嗽	咽頭部痛	頭項部のこわばり
その他:気喘、歯痛、手掌のほてり		

解剖	
筋	皮下に腕橈骨筋(腱)、長母指外転筋(腱)、短母指伸筋(腱)がある。
神経	筋枝は橈骨神経が、皮枝は外側前腕皮神経が分布する。
血管	皮下に橈骨動脈が走行する。

LU8 経渠 (肺経の経金穴)

前腕前外側、橈骨下端の橈側で外側に最も突出した部位と橈骨動脈の間、手関節掌側横紋の上方1寸。

取り方

橈骨下端の外側の突出した部分と、橈骨動脈との間で、手関節横紋から1寸上に取る。

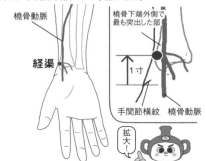

主治		
咳嗽	気喘	咽頭部痛
その他:母指痛、手掌のほてり		

解剖	
筋	皮下に腕橈骨筋(腱)、長母指外転筋(腱)がある。
神経	筋枝は橈骨神経が、皮枝は外側前腕皮神経が走行する。
血管	皮下に橈骨動脈が走行する。

手の太陰肺経

LU9 太淵（肺の原穴、肺経の兪土穴、八会穴の脈会）

手関節前外側、橈骨茎状突起と舟状骨の間、長母指外転筋腱の尺側陥凹部。

取り方

手関節前面横紋を確認する。

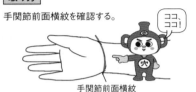

橈骨動脈の拍動を触知し、その部に取る。

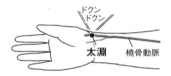

主治

咳嗽	気喘	手関節痛

その他：乳房刺痛、手掌のほてり、血管炎、咽頭痛など

解剖

筋	————
神経	皮枝は外側前腕皮神経が分布する。
血管	皮下に橈骨動脈が走行する。

LU10 魚際（肺経の滎火穴）

手掌、第1中手骨中点の橈側、赤白肉際。

取り方

母指を折りたたみ、第1中手骨の位置を確認する。

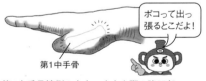

第1中手骨橈側の中点、赤白肉際の陥凹部に取る。

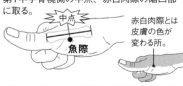

赤白肉際とは皮膚の色が変わる所。

主治

咳嗽	喀血	失音

その他：咽頭痛、母指痛、乗り物酔いなど

解剖

筋	皮下に短母指外転筋・母指対立筋がある。
神経	筋枝は正中神経が、皮枝は橈骨神経浅枝が分布する。
血管	皮下に母指主動脈の枝が走行する。

LU11 少商 (肺経の井木穴)
しょうしょう

母指、末節骨橈側、爪甲角の近位外方1分(指寸)、爪甲橈側縁の垂線と爪甲基底部の水平線との交点。

取り方

母指爪根部に引いた線と、橈側縁に引いた線が交わる所に取る。

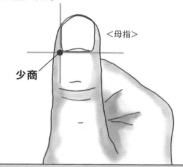

主治

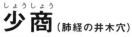

咳嗽　咽頭部痛　熱病

その他:小児驚風※、気喘、鼻血、嘔吐など

解剖

筋	———
神経	皮枝は橈骨神経浅枝が分布する。
血管	皮下に母指橈側動脈、母指主動脈の枝が走行する。

※小児のひきつけ

その1：経穴名に臓腑が隠れている!?

「侠白」の「白」は五行五色で肺と同じ金に属し、「少商」の「商」も五行五音で肺と同じ金に属している。このように経穴名には所属する経絡の臓腑が関係していることがある。

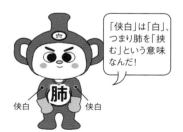

「侠白」は「白」、つまり肺を「挟む」という意味なんだ！

侠白　肺　侠白

五行	木	火	土	金	水
五臓六腑	肝胆	心小腸	脾胃	肺大腸	腎膀胱
五色	青	赤	黄	白	黒
五音	角	徴	宮	商	羽

〈経穴名が所属経絡の臓腑と関係している経穴〉
商丘（脾経）、少商（肺経）、商陽（大腸経）など

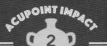

手の陽明大腸経

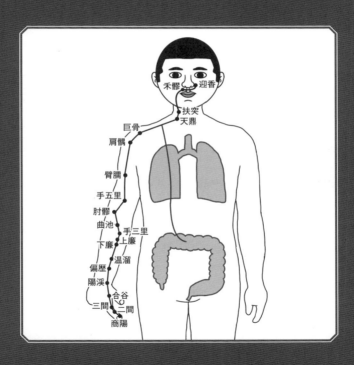

手の陽明大腸経

LI1 商陽（大腸経の井金穴）

示指、末節骨橈側、爪甲角の近位外方1分（指寸）、爪甲橈側縁の垂線と爪甲基底部の水平線の交点。

取り方

示指爪根部に引いた線と、橈側縁に引いた線が交わる所に取る。

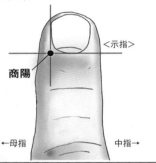

主治

咽頭部痛	下歯痛	難聴

その他：耳鳴り、意識障害、熱病、肩痛など

解剖

筋	———
神経	皮枝は正中神経が分布する。
血管	皮下に背側指動脈が走行する。

LI2 二間（大腸経の滎水穴）

示指、第2中手指節関節橈側の遠位陥凹部、赤白肉際。

取り方

第2中手指節関節の橈側を触知する。

親指で関節部をグリグリすると、溝が触知できるよ！

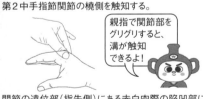

関節の遠位部（指先側）にある赤白肉際の陥凹部に取る。

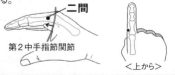

＜上から＞

主治

咽頭部痛	下歯痛	眼痛

その他：黄疸、鼻血、麦粒腫、肩背部痛など

解剖

筋	皮下に第1背側骨間筋（腱）がある。
神経	筋枝は尺骨神経が、皮枝は橈骨神経浅枝が分布する。
血管	皮下に背側指動脈が走行する。

LI3 三間(さんかん)(大腸経の兪木穴)

手背、第2中手指節関節橈側の近位陥凹部。

取り方
第2中手指節関節の橈側縁を、母指の方向に指でなで下ろしてゆく。

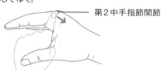

このとき、指が止まる所に取る。

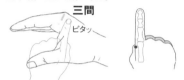

主治		
咽頭部痛	眼痛	手指・手背部痛

その他：鼻血、下痢など

解剖	
筋	皮下に第1背側骨間筋がある。
神経	筋枝は尺骨神経が、皮枝は橈骨神経浅枝が分布する。
血管	皮下に背側指動脈が走行する。

LI4 合谷(ごうこく)(大腸の原穴、四総穴)

手背、第2中手骨中点の橈側。

取り方
第2中手骨を触知し、その中点を取る。

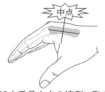 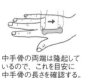

中手骨の両端は隆起しているので、これを目安に中手骨の長さを確認する。

第2中手骨中点の橈側に取る。

主治		
咽頭部痛	下歯痛	鼻炎

その他：頭痛、眼痛、目の充血、難聴、意識障害など

解剖	
筋	皮下に第1背側骨間筋がある。
神経	筋枝は尺骨神経が、皮枝は橈骨神経浅枝が分布する。
血管	皮下に第1背側中手動脈が走行する。

2 手の陽明大腸経

LI5 陽渓（ようけい）（大腸経の経火穴）

手関節後外側、手関節背側横紋橈側、橈骨茎状突起の遠位、タバコ窩（橈骨小窩）の陥凹部。

取り方

母指を強く外転・伸展させたときにできる「タバコ窩」の陥凹部に取る。

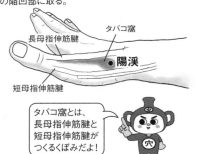

タバコ窩とは、長母指伸筋腱と短母指伸筋腱がつくるくぼみだよ！

主治

咽頭部痛	目の充血	手関節痛

その他：頭痛、耳鳴り、歯痛など

解剖

筋	皮下に長母指伸筋(腱)・短母指伸筋(腱)がある。
神経	筋枝は橈骨神経が、皮枝は橈骨神経浅枝が分布する。
血管	皮下に橈骨動脈が走行する。

LI6 偏歴（へんれき）（大腸経の絡穴）

前腕後外側、陽渓と曲池を結ぶ線上、手関節背側横紋の上方3寸。

取り方

陽渓と曲池（P25）を線で結ぶ。

この線を2等分し、下半分を更に2等分した所に取る。

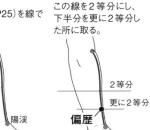

※陽渓から曲池までを12寸とする

主治

目の充血	顔面神経麻痺	難聴

その他：鼻血、耳鳴り、歯痛、手関節痛など

解剖

筋	皮下に長母指外転筋がある。
神経	筋枝は橈骨神経が、皮枝は外側前腕皮神経が分布する。
血管	皮下に橈骨動脈が走行する。

LI7 温溜（大腸経の郄穴）

前腕後外側、陽渓と曲池を結ぶ線上、手関節背側横紋の上方5寸。

取り方

陽渓と曲池(P25)を線で結ぶ。

この線の中点から1寸下に取る。

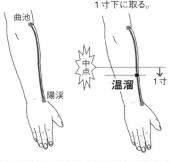

主治

咽頭部痛	頭痛	腹痛

その他：顔面浮腫、下歯痛、上肢痛、下痢など

解剖

筋	皮下に長橈側手根伸筋・短橈側手根伸筋がある。
神経	筋枝は橈骨神経が、皮枝は外側前腕皮神経が分布する。
血管	皮下に橈骨動脈が走行する。

LI8 下廉

前腕後外側、陽渓と曲池を結ぶ線上、肘窩横紋の下方4寸。

取り方

陽渓(P22)と曲池(P25)を線で結ぶ。

この線を3等分し、上の1/3の所に取る。

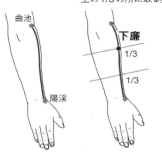

主治

頭痛	眼痛	めまい

その他：腹痛、下痢、乳腺炎、上肢のだるさ、腱鞘炎など

解剖

筋	皮下に長橈側手根伸筋・短橈側手根伸筋がある。
神経	筋枝は橈骨神経が、皮枝は外側前腕皮神経が分布する。
血管	皮下に橈骨動脈が走行する。

手の陽明大腸経

LI9 上廉(じょうれん)

前腕後外側、陽渓と曲池を結ぶ線上、肘窩横紋の下方3寸。

取り方

陽渓(P22)と曲池(P25)を線で結ぶ。

この線を2等分にし、上半分を更に2等分した所に取る。

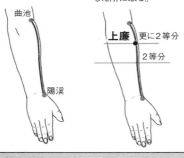

主治		
頭痛	腹痛	上肢のだるさ

その他：下痢、めまいなど

解剖	
筋	皮下に長橈側手根伸筋・短橈側手根伸筋がある。
神経	筋枝は橈骨神経が、皮枝は外側前腕皮神経が分布する。
血管	皮下に橈骨動脈が走行する。

LI10 手三里(てさんり)

前腕後外側、陽渓と曲池を結ぶ線上、肘窩横紋の下方2寸。

取り方

陽渓(P22)と曲池(P25)を線で結ぶ。

その線上で曲池の下2寸に取る。

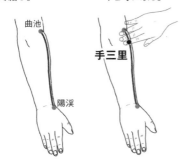

主治		
下歯痛	眼痛	下痢

その他：腹痛、頬の痛みなど

解剖	
筋	皮下に長橈側手根伸筋・短橈側手根伸筋がある。
神経	筋枝は橈骨神経が、皮枝は外側前腕皮神経が分布する。
血管	皮下に橈骨動脈が走行する。

LI11 曲池（きょくち）（大腸経の合土穴）

肘外側、尺沢と上腕骨外側上顆を結ぶ線上の中点。

取り方

肘関節を深く屈曲したときにできる、肘窩横紋外端の陥凹部に取る。

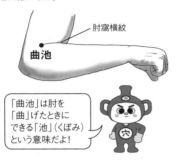

「曲池」は肘を「曲」げたときにできる「池」（くぼみ）という意味だよ！

主治

咽頭部痛	下歯痛	目の充血

その他：腹痛、下痢、眼痛、熱病など

解剖

筋	皮下に長橈側手根伸筋・短橈側手根伸筋がある。
神経	筋枝は橈骨神経が、皮枝は外側前腕皮神経が分布する。
血管	皮下に橈側側副動脈（上腕深動脈の枝）が走行する。

暗記のツボ

その2：手三里の「三」って何のこと？

足の陽明胃経にある「足三里」の「三」は「犢鼻の下3寸」に取る、という意味である。一方、手の陽明大腸経の「手三里」は「曲池の下2寸」に取る。では、「手三里」の「三」は何の「三」なのか？

「手三里」の「三」に関しては諸説あるんだけど、一説には「肘髎」から3寸の所にあるからだと言われているんだ！

3寸
肘髎　手三里

LI12 肘髎(ちゅうりょう)

肘後外側、上腕骨外側上顆の上縁、外側顆上稜の前縁。

取り方

曲池(P25)の後上方、上腕骨の外側顆上稜の前縁に取る。

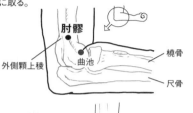

主治		
肘・上肢痛	感覚麻痺	嗜臥

その他：痙攣など

解剖

筋	皮下に長橈側手根伸筋がある。
神経	筋枝は橈骨神経が、皮枝は下外側上腕皮神経・後前腕皮神経が分布する。
血管	皮下に橈側側副動脈(上腕深動脈の枝)が走行する。

LI13 手五里(てごり)

上腕外側、曲池と肩髃を結ぶ線上、肘窩横紋の上方3寸。

取り方

上腕三頭筋の外側縁のラインを確認する。
手五里はそのライン上、曲池(P25)の上3寸に取る。

> 肩関節を伸展すると上腕三頭筋の外側縁がわかるよ！

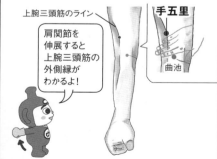

主治		
肘・上肢痛	吐血	咳嗽

その他：嗜臥、瘰癧※ など

解剖

筋	皮下に上腕三頭筋・上腕筋がある。
神経	筋枝は橈骨神経・筋皮神経が、皮枝は下外側上腕皮神経・後前腕皮神経が分布する。
血管	皮下に上腕深動脈が走行する。

※結核によるリンパ節の腫れ

LI14 臂臑（ひじゅ）

上腕外側、三角筋前縁、曲池の上方7寸。

取り方

肩関節を屈曲させ、三角筋前縁を確認する。
臂臑はそのライン上、肩髃の下3寸に取る。

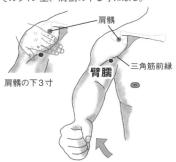

主治		
眼疾患	肩関節痛	上肢麻痺

その他：瘰癧※ など

解剖

筋	皮下に三角筋・上腕二頭筋がある。
神経	筋枝は腋窩神経・筋皮神経が、皮枝は上外側上腕皮神経が分布する。
血管	皮下に上腕深動脈（三角筋枝）が走行する。

※結核によるリンパ節の腫れ

LI15 肩髃（けんぐう）

肩周囲部、肩峰外縁の前端と上腕骨大結節の間の陥凹部。

取り方

肩関節を90°外転すると、肩峰の前後に2つのくぼみができる。肩髃はそのくぼみのうち、前のくぼみに取る。

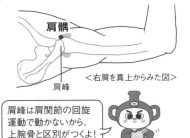

肩峰は肩関節の回旋運動で動かないから、上腕骨と区別がつくよ！

主治		
湿疹・皮膚病	上肢痛	上肢麻痺

その他：瘰癧など

解剖

筋	皮下に三角筋がある。
神経	筋枝は腋窩神経が、皮枝は鎖骨上神経が分布する。
血管	皮下に胸肩峰動脈（三角筋枝）が走行する。

LI16 巨骨(ここつ)

肩周囲部、鎖骨の肩峰端と肩甲棘の間の陥凹部。

取り方

肩甲棘と鎖骨肩峰端との間で、肩鎖関節後内方の陥凹部に取る。

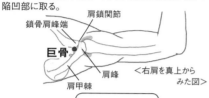

主治		
肩関節痛	上肢痛	上肢麻痺

その他:小児驚風など

解剖

筋	皮下に僧帽筋・棘上筋がある。
神経	筋枝は副神経・頚神経叢の枝・肩甲上神経が、皮枝は鎖骨上神経が分布する。
血管	皮下に肩甲上動脈が走行する。

肩甲棘上縁を外側に触知していって、指が止まった所が巨骨だよ!

LI17 天鼎(てんてい)

前頚部、輪状軟骨と同じ高さ、胸鎖乳突筋の後縁。

取り方

頭部を回旋させ、胸鎖乳突筋を隆起させる。

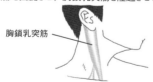

天鼎は胸鎖乳突筋後縁で、扶突(P24)の下、水突(P36)の外方に取る。

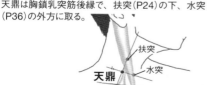

主治		
咽頭部痛	失音	肩関節痛

その他:頚肩腕痛など

解剖

筋	皮下に広頚筋・胸鎖乳突筋・前斜角筋・中斜角筋がある。
神経	筋枝は顔面神経(頚枝)・副神経・頚神経叢の枝・頚神経前枝が、皮枝は鎖骨上神経が分布する。
血管	皮下に上行頚動脈・鎖骨下動脈の枝が走行する。

LI18 扶突 (ふとつ)

前頸部、甲状軟骨上縁と同じ高さ、胸鎖乳突筋の前縁と後縁の間。

取り方

頭部を回旋させ、胸鎖乳突筋を隆起させる。

扶突は下顎角の真下の胸鎖乳突筋中で、人迎(P36)の外方に取る。

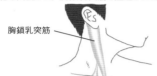

主治

咳嗽	咽頭部痛	失音

その他：頚腕症候群、頚部痛など

解剖

筋	皮下に広頚筋・胸鎖乳突筋・前斜角筋がある。
神経	筋枝は顔面神経(頚枝)・副神経・頚神経叢の枝・頚神経前枝が、皮枝は鎖骨上神経が分布する。
血管	皮下に胸鎖乳突筋枝(外頚動脈の枝)が走行する。

LI19 禾髎 (かりょう)

顔面部、人中溝中点と同じ高さ、鼻孔外縁の下方。

取り方

鼻孔外縁の下方、水溝(P211)の外方5分の所に取る。

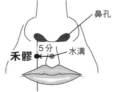

主治

鼻炎	咳嗽	咽頭部痛

その他：鼻血、顔面神経麻痺など

別説

顔面部、人中溝の上から3分の1と同じ高さ、鼻孔外縁の下方。

取り方 鼻孔外縁の下方、人中溝を3等分し、上から1/3の所に取る。

解剖

筋	皮下に口輪筋がある。
神経	筋枝は顔面神経(頬筋枝・下顎縁枝)が、皮枝は上顎神経(三叉神経第2枝)が分布する。
血管	皮下に上唇動脈が走行する。

2 手の陽明大腸経

LI20 迎香（げいこう）

顔面部、鼻唇溝中、鼻翼外縁中点と同じ高さ。

取り方

鼻唇溝のライン上で、鼻翼外側縁の中点の高さに取る。

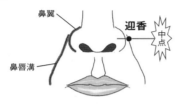

別説

顔面部、鼻唇溝中、鼻翼下縁の高さ。

取り方 鼻唇溝中で、鼻翼下縁と同じ高さに取る。

主治

鼻づまり	鼻炎	鼻血

その他：顔面神経麻痺など

解剖

筋	皮下に上唇鼻翼挙筋・上唇挙筋・小頬骨筋がある。
神経	筋枝は顔面神経（頬骨枝）が、皮枝は上顎神経（三叉神経第2枝）が分布する。
血管	皮下に眼角動脈が走行する。

暗記のツボ

その3：歯痛に効く大腸経と胃経の経穴

歯痛には大腸経の経穴と胃経の経穴を用いることが多いが、主に上の歯の痛みは胃経、下の歯の痛みには大腸経が使われる。

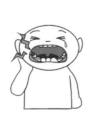

姉

妹

上（姉）は早く嫁に行け（胃経）、下（妹）はまだ大丈夫（大腸経）と覚えるといいよ。

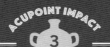

足の陽明胃経

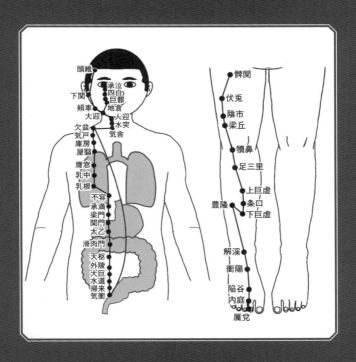

3 足の陽明胃経

ST1 承泣 (しょうきゅう)

顔面部、眼球と眼窩下縁の間、瞳孔線上。

取り方

瞳孔の中心を通る垂線と、眼窩下縁の少し上に取る。

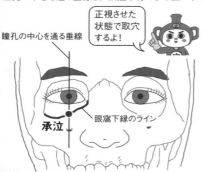

主治

眼痛	目の充血	涙目

その他：顔面神経麻痺、夜盲症など

解剖

筋	皮下に眼輪筋がある。
神経	筋枝は顔面神経(側頭枝・頬筋枝)が、皮枝は上顎神経(三叉神経第2枝)が分布する。
血管	皮下に眼窩下動脈が走行する。

ST2 四白 (しはく)

顔面部、眼窩下孔部。

取り方

承泣の真下で、眼窩下孔部の陥凹部に取る。

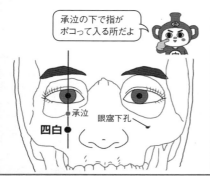

主治

めまい	目の充血	眼痛

その他：眼の痒み、視力回復など

解剖

筋	皮下に眼輪筋がある。
神経	筋枝は顔面神経(側頭枝・頬筋枝)が、皮枝は上顎神経(三叉神経第2枝)が分布する。
血管	皮下に眼窩下動脈が走行する。

ST3 巨髎（こりょう）

顔面部、瞳孔線上、鼻翼下縁と同じ高さ。

取り方

瞳孔の中心を通る垂線と、鼻翼下端の水平線が交わる所に取る。

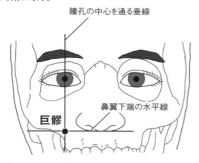

主治		
白内障	上歯痛	口の歪み

その他：副鼻腔炎、鼻血など

解剖	
筋	皮下に小頬骨筋がある。
神経	筋枝は顔面神経（頬筋枝）が、皮枝は上顎神経（三叉神経第2枝）が分布する。
血管	皮下に眼窩下動脈・顔面動脈の枝が走行する。

ST4 地倉（ちそう）

顔面部、口角の外方4分（指寸）。

取り方

口角の外方で、鼻唇溝上に取る。

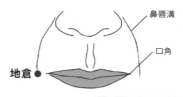

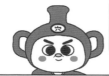

鼻唇溝が口角の高さまでできていない場合は、鼻唇溝の延長線上に取るよ！

主治		
眼瞼痙攣	上歯痛	口眼歪斜※

その他：三叉神経痛など

解剖	
筋	皮下に口輪筋がある。
神経	筋枝は顔面神経（頬筋枝・下顎縁枝）が、皮枝は上顎神経（三叉神経第2枝）・下顎神経（三叉神経第3枝）が分布する。
血管	皮下に顔面動脈が走行する。

※ベル麻痺

3 足の陽明胃経

ST5 大迎(だいげい)

顔面部、下顎角の前方、咬筋付着部の前方陥凹部、顔面動脈上。

取り方

下顎角から下顎体に指を滑らせてゆき、顔面動脈の拍動を感じる所に取る。

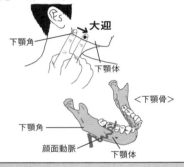

主治

牙関緊閉※	上歯痛	頬の腫れ

その他：顔面神経麻痺、口渇など

解剖

筋	皮下に広頚筋・咬筋がある。
神経	筋枝は顔面神経(頚枝)・下顎神経が、皮枝は下顎神経(三叉神経第3枝)が分布する。
血管	皮下に顔面動脈が走行する。

※ 歯をグッとかみしめた状態

ST6 頬車(きょうしゃ)

顔面部、下顎角の前上方1横指(中指)。

取り方

下顎角の斜め上で、噛んだときに咬筋が緊張し、力を抜いたとき凹む所に取る。

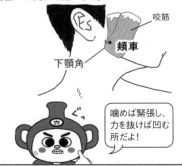

噛めば緊張し、力を抜けば凹む所だよ！

主治

頬の腫れ	牙関緊閉	上歯痛

その他：流行性耳下腺炎、頚項部痛など

解剖

筋	皮下に咬筋がある。
神経	筋枝は下顎神経が、皮枝は下顎神経(三叉神経第3枝)・大耳介神経が分布する。
血管	皮下に浅側頭動脈が走行する。

ST7 下関(げかん)

顔面部、頬骨弓の下縁中点と下顎切痕の間の陥凹部。

取り方

頬骨弓の下縁中点と下顎切痕との間にできる凹みに取る。

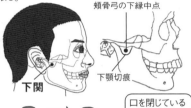

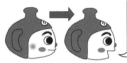

口を閉じている時は深く凹み、口を開けた時は凹みがなくなる所だよ!

主治

上歯痛	顔面痛	難聴

その他:耳鳴り、牙関緊閉※、口眼歪斜など

解剖

筋	皮下に咬筋・外側翼突筋がある。
神経	筋枝は下顎神経が、皮枝は下顎神経(三叉神経第3枝)分布する。
血管	皮下に顔面横動脈が走行する。

※歯をグッとかみしめた状態

ST8 頭維(ずい)

頭部、額角髪際の直上5分、前正中線の外方4寸5分。

取り方

額角髪際の直上5分で、神庭(P210)から4寸5分の所に取る。

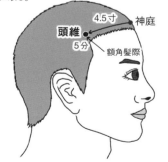

主治

頭痛	眼痛	めまい

その他:視覚障害など

解剖

筋	皮下に前頭筋がある。
神経	筋枝は顔面神経(側頭枝)が、皮枝は眼神経(三叉神経第1枝)・上顎神経(三叉神経第2枝)が分布する。
血管	皮下に浅側頭動脈が走行する。

3 足の陽明胃経

ST9 人迎 (じんげい)

前頸部、甲状軟骨上縁と同じ高さ、胸鎖乳突筋の前縁、総頸動脈上。

取り方

甲状軟骨の上縁の高さで、胸鎖乳突筋の前縁、総頸動脈の拍動を感じる所に取る。

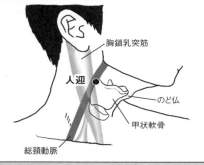

主治

喘息	咽頭部痛	甲状腺腫

その他:しゃっくり、嚥下困難など

解剖

筋	皮下に広頸筋・胸鎖乳突筋がある。
神経	筋枝は顔面神経(頸枝)・副神経・頸神経叢の枝が、皮枝は頸横神経が分布する。
血管	皮下に総頸動脈が走行する。

ST10 水突 (すいとつ)

前頸部、輪状軟骨と同じ高さ、胸鎖乳突筋の前縁。

取り方

輪状軟骨の高さで、胸鎖乳突筋の前縁に取る。

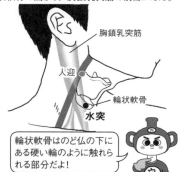

輪状軟骨はのど仏の下にある硬い輪のように触れられる部分だよ!

主治

喘息	咽頭部痛	しゃっくり

その他:肩の腫れなど

解剖

筋	皮下に広頸筋・胸鎖乳突筋がある。
神経	筋枝は顔面神経(頸枝)・副神経・頸神経叢の枝が、皮枝は頸横神経が分布する。
血管	皮下に総頸動脈が走行する。

ST11 気舎(きしゃ)

前頸部、小鎖骨上窩で鎖骨胸骨端の上方、胸鎖乳突筋の胸骨頭と鎖骨頭の間の陥凹部。

取り方

頭部を回旋させ、胸鎖乳突筋を隆起させる。

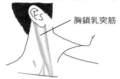

気舎は、胸鎖乳突筋の胸骨頭と鎖骨頭の間の凹みに取る。

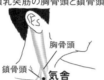

主治

咽頭部痛	咳嗽	喘息

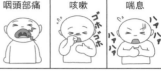

その他:呼吸を整える、しゃっくりなど

解剖

筋	皮下に広頸筋・胸鎖乳突筋がある。
神経	筋枝は顔面神経(頸枝)・副神経・頸神経叢の枝が、皮枝は鎖骨上神経が分布する。
血管	皮下に総頸動脈が走行する。

その4:胃経は陽経なのになぜ陰経(胸腹部)を走行するのか?

胃・脾は五行では同じ「土」に属し、脾・胃は協同で後天の精を生成している。このため胃は機能的には陰的な性質を持っている。従って胃経の流注は、陰経の領域を走行するのである。また、古来より病気の進行は「太陽」→「少陽」→「陽明」→「太陰」…と続き、「陽明」は陰陽の転機にあたるため、陰の部である腹部を走行するという説もある。

胃は飲食物を消化し、「水穀の精微」(栄養)に変える。
これをコントロールし、「水穀の精微」を全身に送るのが脾の働き。

病気の進行

太陽経
↓
少陽経
↓
陽明経
↓
太陰経
↓
少陰経
↓
厥陰経

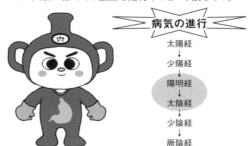

3 足の陽明胃経

ST12 欠盆（けつぼん）

前頸部、大鎖骨上窩、前正中線の外方4寸、鎖骨上方の陥凹部。

取り方

乳頭線上で、鎖骨上方の凹んだ所に取る。

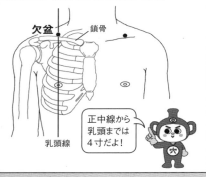

正中線から乳頭までは4寸だよ！

主治

咳嗽	喘息	鎖骨上窩痛

その他：浮腫、瘰癧※ など

解剖

筋	皮下に広頸筋・前斜角筋・中斜角筋がある。
神経	筋枝は顔面神経（頸枝）・頸神経前枝が、皮枝は鎖骨上神経が分布する。
血管	皮下に鎖骨下動脈が走行する。

※結核によるリンパ節の腫れ

ST13 気戸（きこ）

前胸部、鎖骨下縁、前正中線の外方4寸。

取り方

乳頭線上で、鎖骨下縁に取る。

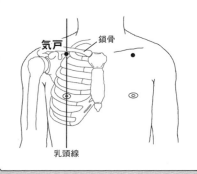

主治

咳嗽	喘息	胸脇脹満

その他：しゃっくり、吐血、季肋部痛など

解剖

筋	皮下に広頸筋・大胸筋・鎖骨下筋がある。
神経	筋枝は顔面神経（頸枝）・内側・外側胸筋神経・鎖骨下筋神経が、皮枝は鎖骨上神経が分布する。
血管	皮下に腋窩動脈が走行する。

ST14 庫房(こぼう)

前胸部、第1肋間、前正中線の外方4寸。

取り方

乳頭線上で、第1肋間に取る。

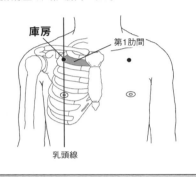

主治		
咳嗽	喘息	胸脇脹満

その他:胸部痛など

解剖	
筋	皮下に大胸筋がある。
神経	筋枝は内側・外側胸筋神経が、皮枝は鎖骨上神経・肋間神経(前皮枝)が分布する。
血管	皮下に胸肩峰動脈・肋間動脈が走行する。

ST15 屋翳(おくえい)

前胸部、第2肋間、前正中線の外方4寸。

取り方

乳頭線上で、第2肋間に取る。

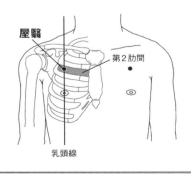

主治		
咳嗽	喘息	胸脇脹満

その他:乳腺炎、全身の腫れや疼痛

解剖	
筋	皮下に大胸筋・小胸筋がある。
神経	筋枝は内側・外側胸筋神経が、皮枝は肋間神経(前皮枝・外側皮枝)が分布する。
血管	皮下に胸肩峰動脈・肋間動脈が走行する。

3 足の陽明胃経

ST16 膺窓（ようそう）

前胸部、第3肋間、前正中線の外方4寸。

取り方

乳頭線上で、第3肋間に取る。

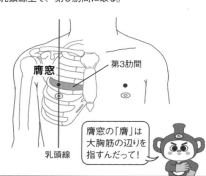

膺窓の「膺」は大胸筋の辺りを指すんだって！

主治

咳嗽	喘息	胸脇脹満

その他：乳腺炎

解剖

筋	皮下に大胸筋・小胸筋がある。
神経	筋枝は内側・外側胸筋神経が、皮枝は肋間神経（前皮枝・外側皮枝）が分布する。
血管	皮下に胸肩峰動脈・肋間動脈が走行する。

ST17 乳中（にゅうちゅう）

前胸部、乳頭中央。

取り方

乳頭線上で、第4肋間に取る。

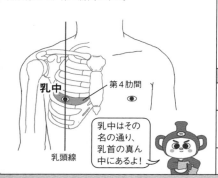

乳中はその名の通り、乳首の真ん中にあるよ！

主治

鍼・灸ともに禁忌のため、鍼灸治療では使用しない。

解剖

筋	皮下に大胸筋・小胸筋がある。
神経	筋枝は内側・外側胸筋神経が、皮枝は肋間神経（前皮枝・外側皮枝）が分布する。
血管	皮下に胸肩峰動脈・肋間動脈が走行する。

ST18 乳根(にゅうこん)

前胸部、第5肋間、前正中線の外方4寸。

取り方

乳頭線上で、第5肋間に取る。

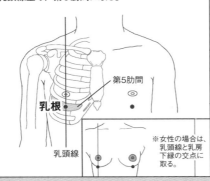

※女性の場合は、乳頭線と乳房下縁の交点に取る。

主治

咳嗽	胸痛	喉のつかえ

その他:乳腺炎、心疾患など

解剖

筋	皮下に大胸筋がある。
神経	筋枝は内側・外側胸筋神経が、皮枝は肋間神経(前皮枝・外側皮枝)が分布する。
血管	皮下に胸肩峰動脈・肋間動脈が走行する。

その5:鍼灸の禁忌穴である「乳中」は何のために使うの?

原則的に鍼灸治療には用いない「乳中」は臍の中にある「神闕」などと同様に他の経穴を探すための目印として使われる。

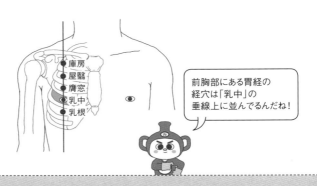

前胸部にある胃経の経穴は「乳中」の垂線上に並んでるんだね!

足の陽明胃経

ST19 不容（ふよう）

上腹部、臍中央の上方6寸、前正中線の外方2寸。

取り方

臍から外方に2寸の垂直線上、天枢(P45)の上方6寸の所で腹直筋上に取る。

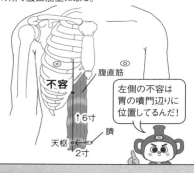

左側の不容は胃の噴門辺りに位置してるんだ！

主治

腹脹	嘔吐	胃痛

その他：食欲不振、咳嗽など

解剖

筋	皮下に腹直筋がある。
神経	筋枝は肋間神経が、皮枝は肋間神経（前皮枝）が分布する。
血管	皮下に肋間動脈・上腹壁動脈が走行する。

ST20 承満（しょうまん）

上腹部、臍中央の上方5寸、前正中線の外方2寸。

取り方

臍から外方に2寸の垂直線上、天枢(P45)の上方5寸の所で腹直筋上に取る。

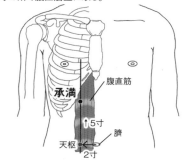

主治

腹脹	嘔吐	胃痛

その他：食欲不振、下痢、吐血など

解剖

筋	皮下に腹直筋がある。
神経	筋枝は肋間神経が、皮枝は肋間神経（前皮枝）が分布する。
血管	皮下に上腹壁動脈が走行する。

ST21 梁門 (りょうもん)

上腹部、臍中央の上方4寸、前正中線の外方2寸。

取り方

臍から外方に2寸の垂直線上、天枢(P45)の上方4寸の所で腹直筋上に取る。

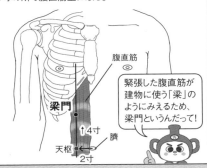

主治		
嘔吐	胃痛	食欲不振

その他：便の異常など

解剖

筋	皮下に腹直筋がある。
神経	筋枝は肋間神経が、皮枝は肋間神経(前皮枝)が分布する。
血管	皮下に上腹壁動脈が走行する。

ST22 関門 (かんもん)

上腹部、臍中央の上方3寸、前正中線の外方2寸。

取り方

臍から外方に2寸の垂直線上、天枢(P45)の上方3寸の所で腹直筋上に取る。

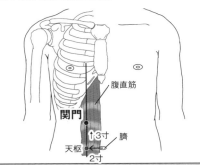

主治		
腹痛	食欲不振	腹脹

その他：便の異常、浮腫など

解剖

筋	皮下に腹直筋がある。
神経	筋枝は肋間神経が、皮枝は肋間神経(前皮枝)が分布する。
血管	皮下に上腹壁動脈が走行する。

3　足の陽明胃経

ST23　太乙（たいいつ）

上腹部、臍中央の上方2寸、前正中線の外方2寸。

取り方

臍から外方に2寸の垂直線上、天枢（P45）の上方2寸の所で腹直筋上に取る。

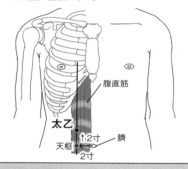

主治

胃痛	食欲不振	腹脹

その他：精神不安、吐舌など

解剖

筋	皮下に腹直筋がある。
神経	筋枝は肋間神経が、皮枝は肋間神経（前皮枝）が分布する。
血管	皮下に上腹壁動脈が走行する。

ST24　滑肉門（かつにくもん）

上腹部、臍中央の上方1寸、前正中線の外方2寸。

取り方

臍から外方に2寸の垂直線上、天枢の上方1寸の所で腹直筋上に取る。

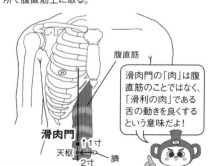

滑肉門の「肉」は腹直筋のことではなく、「滑利の肉」である舌の動きを良くするという意味だよ！

主治

吐舌	嘔吐	胃痛

その他：精神不安、舌強など

解剖

筋	皮下に腹直筋がある。
神経	筋枝は肋間神経が、皮枝は肋間神経（前皮枝）が分布する。
血管	皮下に上腹壁動脈が走行する。

ST25 天枢（大腸の募穴）

上腹部、臍中央の外方2寸。

取り方

神闕（臍の中央）から外方に2寸の所に取る。

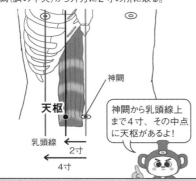

神闕から乳頭線上まで4寸、その中点に天枢があるよ！

主治		
腹痛	嘔吐	腹脹

その他：便の異常など

解剖	
筋	皮下に腹直筋がある。
神経	筋枝は肋間神経が、皮枝は肋間神経（前皮枝）が分布する。
血管	皮下に浅腹壁動脈・上腹壁動脈・下腹壁動脈が走行する。

ST26 外陵

下腹部、臍中央の下方1寸、前正中線の外方2寸。

取り方

臍から外方に2寸の垂直線上、天枢の下方1寸の所で腹直筋上に取る。

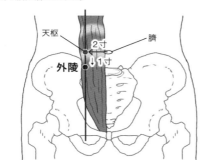

主治		
腹痛	月経痛	鼠径部痛

その他：疝気※ など

解剖	
筋	皮下に腹直筋がある。
神経	筋枝は肋間神経が、皮枝は肋間神経（前皮枝）が分布する。
血管	皮下に浅腹壁動脈・下腹壁動脈が走行する。

※下腹部から睾丸にかけての痛み

3 足の陽明胃経

ST27 大巨（だいこ）

下腹部、臍中央の下方2寸、前正中線の外方2寸。

取り方

臍から外方に2寸の垂直線上、天枢（P45）の下方2寸の所で腹直筋上に取る。

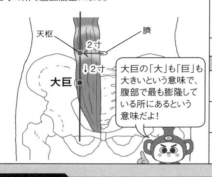

大巨の「大」も「巨」も大きいという意味で、腹部で最も膨隆している所にあるという意味だよ！

主治

下腹部痛	小便不利	鼡径部痛

その他：便の異常、疝気※など

解剖

筋	皮下に腹直筋がある。
神経	筋枝は肋間神経が、皮枝は肋間神経（前皮枝）が分布する。
血管	皮下に浅腹壁動脈・下腹壁動脈が走行する。

※下腹部から睾丸にかけての痛み

ST28 水道（すいどう）

下腹部、臍中央の下方3寸、前正中線の外方2寸。

取り方

臍から外方に2寸の垂直線上、天枢（P45）の下方3寸の所で腹直筋上に取る。

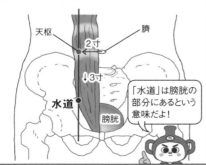

「水道」は膀胱の部分にあるという意味だよ！

主治

小便不通	小腹膨満	膀胱炎

その他：月経痛、不妊など

解剖

筋	皮下に腹直筋がある。
神経	筋枝は肋間神経が、皮枝は肋間神経（前皮枝）・腸骨下腹神経（前皮枝）が分布する。
血管	皮下に浅腹壁動脈・下腹壁動脈が走行する。

ST29 帰来(きらい)

下腹部、臍中央の下方4寸、前正中線の外方2寸。

取り方

臍から外方に2寸の垂直線上、天枢(P45)の下方4寸の所で腹直筋上に取る。

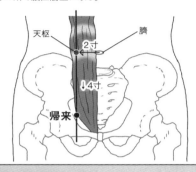

主治		
月経不調	膀胱炎	ED

その他：子宮下垂、陰茎痛など

解剖	
筋	皮下に腹直筋・外腹斜筋・内腹斜筋がある。
神経	筋枝は肋間神経が、皮枝は肋間神経(前皮枝)・腸骨下腹神経(前皮枝)が分布する。
血管	皮下に浅腹壁動脈・下腹壁動脈が走行する。

ST30 気衝(きしょう)

鼡径部、恥骨結合上縁と同じ高さで、前正中線の外方2寸、大腿動脈拍動部。

取り方

臍から外方に2寸の垂直線上、天枢(P45)の下方5寸の所で大腿動脈拍動部に取る。

大腿動脈の拍動は実際には、気衝の外側に触れることが多いんだ。

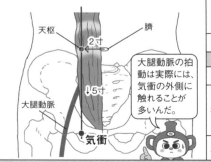

主治		
下腹部痛	鼡径部痛	月経不調

その他：ED、腹膜炎など

解剖	
筋	皮下に外腹斜筋・内腹斜筋がある。
神経	筋枝は肋間神経・腸骨下腹神経(前皮枝)・腸骨鼡径神経が、皮枝は肋間神経(前皮枝)・腸骨下腹神経(前皮枝)が分布する。
血管	皮下に浅腹壁動脈・下腹壁動脈・大腿動脈が走行する。

3 足の陽明胃経

ST31 髀関(ひかん)

大腿前面、3筋(大腿直筋と縫工筋と大腿筋膜張筋)の近位部の間の陥凹部。

取り方

①手掌で大腿近位部を挟むよう圧迫し、大転子の頂点を確認する。

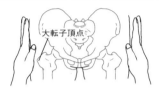

②踵で脛骨をこする動作で、縫工筋を緊張させて縫工筋の位置を確認する。

③髀関は大転子頂点の高さで、縫工筋の外側に取る。

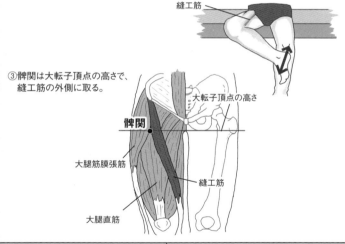

主治			解剖	
股関節痛	大腿痛	下肢の痺れ	筋	皮下に縫工筋・大腿直筋・大腿筋膜張筋がある。
			神経	筋枝は大腿神経・上殿神経が、皮枝は外側大腿皮神経が分布する。
その他:疎筋活絡など			血管	皮下に外側大腿回旋動脈が走行する。

ST32 伏兎(ふくと)

大腿前外側、膝蓋骨底外端と上前腸骨棘を結ぶ線上、膝蓋骨底の上方6寸。

取り方

髀関(P48)と膝蓋骨底外端を結ぶ線上の下1/3で、大腿直筋の外縁に取る。

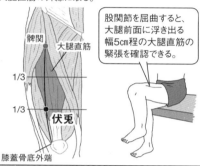

股関節を屈曲すると、大腿前面に浮き出る幅5cm程の大腿直筋の緊張を確認できる。

主治

股関節痛	大腿部の冷え	腹脹

その他：疝気※、鼠径部痛など

解剖

筋	皮下に大腿直筋・外側広筋がある。
神経	筋枝は大腿神経が、皮枝は外側大腿皮神経・大腿神経(前皮枝)が分布する。
血管	皮下に外側大腿回旋動脈が走行する。

※下腹部から睾丸にかけての痛み

ST33 陰市(いんし)

大腿前外側、大腿直筋腱の外側で膝蓋骨底の上方3寸。

取り方

膝蓋骨底外端の上3寸で、大腿直筋腱の外縁に取る。

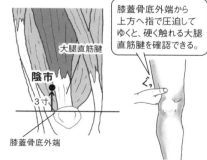

膝蓋骨底外端から上方へ指で圧迫してゆくと、硬く触れる大腿直筋腱を確認できる。

主治

腰部の冷え	下肢の冷え	大腿神経痛

その他：下腿の無力など

解剖

筋	皮下に外側広筋がある。
神経	筋枝は大腿神経が、皮枝は外側大腿皮神経・大腿神経(前皮枝)が分布する。
血管	皮下に外側大腿回旋動脈が走行する。

3 足の陽明胃経

ST34 梁丘（りょうきゅう）(胃経の郄穴)

大腿前外側、外側広筋と大腿直筋腱外縁の間、膝蓋骨底の上方2寸。

取り方

膝蓋骨底外端の上2寸で、大腿直筋腱の外縁に取る。

膝蓋骨底外端から上方へ指で圧迫してゆくと、硬く触れる大腿直筋腱を確認できる。

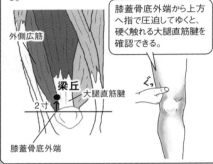

主治

胃痛	膝痛	乳腺炎

その他：易驚、虫垂炎など

解剖

筋	皮下に外側広筋がある。
神経	筋枝は大腿神経が、皮枝は外側大腿皮神経・大腿神経（前皮枝）が分布する。
血管	皮下は外側大腿回旋動脈・外側上膝動脈が走行する。

ST35 犢鼻（とくび）

膝前面、膝蓋靱帯外方の陥凹部。

取り方

膝を軽度屈曲した際、膝蓋骨の外下方にできる凹みに取る。

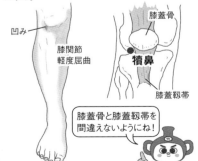

膝蓋骨と膝蓋靱帯を間違えないようにね！

主治

膝痛	膝の腫れ	脚気

その他：屈伸困難など

解剖

筋	皮下に膝蓋靱帯がある。
神経	皮枝は伏在神経膝蓋下枝が分布する。
血管	皮下に外側下膝動脈が走行する。

ST36 足三里（胃経の合土穴、四総穴、胃の下合穴）

下腿前面、犢鼻と解渓を結ぶ線上、犢鼻の下方3寸。

取り方

腓骨頭真下と脛骨粗面下端の中間の線上で、犢鼻（P50）の下3寸の所に取る。

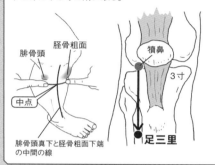

主治		
胃痛	嘔吐	食欲不振

その他：のぼせ、精神疾患など

解剖

筋	皮下に前脛骨筋がある。
神経	筋枝は深腓骨神経が、皮枝は外側腓腹皮神経が分布する。
血管	皮下に前脛骨動脈が走行する。

その6：松尾芭蕉と足三里の効果。

「奥の細道」で松尾芭蕉が旅の途中で、足の疲れを癒すために「足三里」にお灸をしていたというのは有名な話。「足三里」という経穴の名前の由来は「犢鼻」の下方3寸にある所というのが有力であるが、別説では疲労困憊した足に「足三里」のお灸をすると、足の疲れが取れて再び「三里」（約12キロメートル）歩けたことから、この名がついたという。

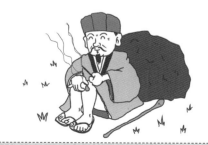

「足三里」への施灸が足の疲労回復に効果があることは、科学的にも証明されているんだって！

3 足の陽明胃経

ST37 上巨虚（大腸の下合穴）
じょう こ きょ

下腿前面、犢鼻と解渓を結ぶ線上、犢鼻の下方6寸。

取り方

条口の上2寸の所に取る。

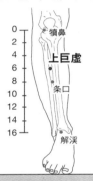

犢鼻から解渓までが16寸。
上巨虚はその線上、犢鼻から下方6寸の所にあるよ！

主治		
腹脹	虫垂炎	便の異常

その他：腸カタルなど

解剖	
筋	皮下に前脛骨筋がある。
神経	筋枝は深腓骨神経が、皮枝は外側腓腹皮神経が分布する。
血管	皮下に前脛骨動脈が走行する。

ST38 条口
じょう こう

下腿前面、犢鼻と解渓を結ぶ線上、犢鼻の下方8寸。

取り方

犢鼻（P50）と解渓（P54）の中点の所に取る。

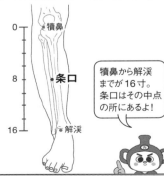

犢鼻から解渓までが16寸。
条口はその中点の所にあるよ！

主治		
下腿の痛み	下腿の冷え	下肢の麻痺

その他：肩関節周囲炎など

解剖	
筋	皮下に前脛骨筋がある。
神経	筋枝は深腓骨神経が、皮枝は外側腓腹皮神経が分布する。
血管	皮下に前脛骨動脈が走行する。

ST39 下巨虚（げこきょ）(小腸の下合穴)

下腿前面、犢鼻と解渓を結ぶ線上、犢鼻の下方9寸。

取り方
条口（P52）の下1寸の所に取る。

母指の第1節の横幅が1寸だよ！

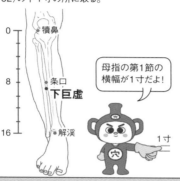

主治
下腹部痛	下痢	血便

その他：乳腺炎、下肢の麻痺など

解剖
筋	皮下に前脛骨筋がある。
神経	筋枝は深腓骨神経が、皮枝は外側腓腹皮神経が分布する。
血管	皮下に前脛骨動脈が走行する。

ST40 豊隆（ほうりゅう）(胃経の絡穴)

下腿前外側、前脛骨筋の外縁、外果尖の上方8寸。

取り方
条口（P52）外方で1横指（中指）の所に取る。

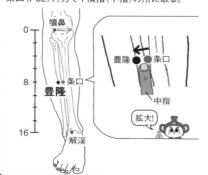

主治
足の浮腫み	咳嗽	喘息

その他：下肢痛など

解剖
筋	皮下に前脛骨筋・長指伸筋がある。
神経	筋枝は深腓骨神経が、皮枝は外側腓腹皮神経が分布する。
血管	皮下に前脛骨動脈が走行する。

3 足の陽明胃経

ST41 解溪（かいけい）（胃経の経火穴）

足関節前面、足関節前面中央の陥凹部、長母指伸筋腱と長指伸筋腱の間。

取り方

足関節を背屈させると、3本の腱が浮き出る。解溪は長母指伸筋腱と長指伸筋腱の間で、内果尖と外果尖の高さの所に取る。

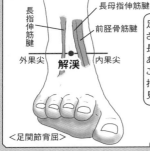

足関節を背屈させた時、長母指伸筋腱はあまり浮き出ないことが多いけど、指で触知すると見つけられるよ！

主治		
腹脹	便秘	顔面浮腫

その他：頭痛、足関節痛など

解剖	
筋	皮下に長母指伸筋（腱）・長指伸筋（腱）がある。
神経	筋枝は深腓骨神経が、皮枝は浅腓骨神経が分布する。
血管	皮下に前脛骨動脈が走行する。

ST42 衝陽（しょうよう）（胃の原穴）

足背、第2中足骨底部と中間楔状骨の間、足背動脈拍動部。

取り方

第2中足骨を指先の方から触知し、第2中足骨底部と中間楔状骨の間を確認し、足背動脈の拍動部に取る。

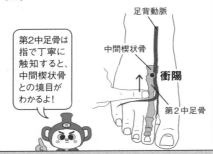

第2中足骨は指で丁寧に触知すると、中間楔状骨との境目がわかるよ！

主治		
腹痛	顔面浮腫	歯痛

その他：口眼歪斜、足関節痛など

解剖	
筋	皮下に長指伸筋（腱）・短母指伸筋（腱）がある。
神経	筋枝は深腓骨神経が、皮枝は浅腓骨神経が分布する。
血管	皮下に足背動脈が走行する。

ST43 陥谷（かんこく）(胃経の兪木穴)

足背、第2・第3中足骨間、第2中足指節関節の近位陥凹部。

取り方

足指を屈曲させ、中足指節関節を確認し、第2中足指節関節の後外側（小指側）の凹みに取る。

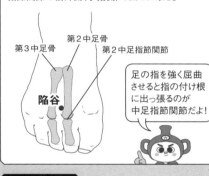

足の指を強く屈曲させると指の付け根に出っ張るのが中足指節関節だよ！

主治

腹脹	腹痛	顔面浮腫

その他；げっぷ、眼痛、足部痛など

解剖

筋	皮下に短指伸筋(腱)・第2背側骨間筋がある。
神経	筋枝は深腓骨神経・外側足底神経が、皮枝は浅腓骨神経が分布する。
血管	皮下に第2背側中足動脈が走行する。

ST44 内庭（ないてい）(胃経の榮水穴)

足背、第2・第3指間、みずかきの後縁、赤白肉際。

取り方

第2・第3足指の間で、皮膚の色が変わる所（赤白肉際）に取る。

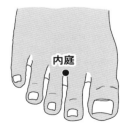

主治

| 胃痛 | 腹脹 | 下痢 |
|---|---|---|//
| | | |

その他：歯痛、鼻血、熱病など

解剖

筋	皮下に短指伸筋(腱)・第2背側骨間筋(腱)がある。
神経	筋枝は深腓骨神経・外側足底神経が、皮枝は浅腓骨神経が分布する。
血管	皮下に背側指動脈が走行する。

3 足の陽明胃経

ST45 厲兌（れいだ）(胃経の井金穴)

足の第2指、末節骨外側、爪甲角の近位外方1分(指寸)、爪甲外側縁の垂線と爪甲基底部の水平線の交点。

取り方

足の第2指爪根部に引いた線と、外側縁に引いた線が交わる所に取る。

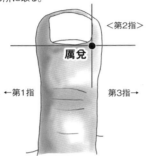

主治

ノイローゼ	顔面浮腫	歯痛

その他：顔面神経麻痺、口内炎など

解剖

筋	———
神経	皮枝は浅腓骨神経が分布する。
血管	皮下に背側指動脈が走行する。

暗記のツボ

その7：陽経にあるのになぜ「陰市」？

「陰市」は、「下半身の冷え」すなわち陰証を主治とするところからその名がついたという説がある。従って、陽経に属する経穴にもかかわらず「陰」という字があてがわれている。

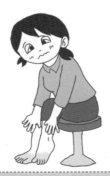

「陰市」の名前の由来は「陰」の「市」(集まる場所)なので、陰の病である「冷え」の治療に「陰市」が使われるんだよ！

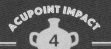

足の太陰脾経

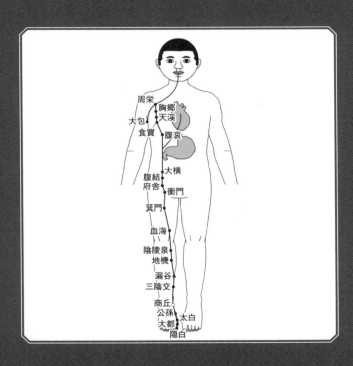

4 足の太陰脾経

SP1 隠白（脾経の井木穴）

足の第1指、末節骨内側、爪甲角の近位内方1分（指寸）、爪甲内側縁の垂線と爪甲基底部の水平線の交点。

取り方

足の第1指爪根部に引いた線と、内側縁に引いた線が交わる所に取る。

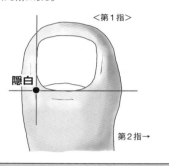

主治

月経不順	精神疾患	下痢

その他：子宮疾患、腹脹、血便など

解剖

筋	—
神経	皮枝は浅腓骨神経が分布する。
血管	皮下に背側指動脈が走行する。

SP2 大都（脾経の滎火穴）

足の第1指、第1中足指節関節内側の遠位陥凹部、赤白肉際。

取り方

①第1中足指節関節のでっぱりを確認する。

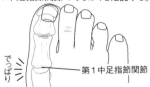

②大都はその第1中足指節関節でっぱりの前方で、赤白肉際に取る。

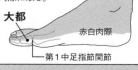

主治

胃痛	腹脹	便の異常

その他：嘔吐、糖尿病、倦怠感など

解剖

筋	—
神経	皮枝は浅腓骨神経が分布する。
血管	皮下に背側指動脈が走行する。

SP3 太白 (たいはく) (脾の原穴、脾経の兪土穴)

足内側、第1中足指節関節内側の近位陥凹部、赤白肉際。

取り方

①第1中足指節関節のでっぱりを確認する。

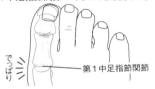

②太白はその第1中足指節関節でっぱりの後方で、赤白肉際に取る。

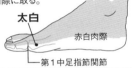

主治

腹脹	胃痛	便の異常

その他：脚気、嘔吐など

解剖

筋	皮下に母指外転筋(腱)がある。
神経	筋枝は内側足底神経が、皮枝は浅腓骨神経が分布する。
血管	皮下に内側足底動脈浅枝が走行する。

SP4 公孫 (こうそん) (脾経の絡穴、八脈交会穴)

足内側、第1中足骨底内側の遠位陥凹部、赤白肉際。

取り方

太白から第1中足骨を指でさすっていくと、指が止まる所に取る。

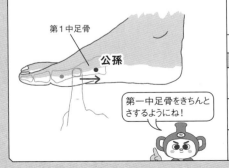

「第一中足骨をきちんとさするようにね！」

主治

腹脹	胃痛	便の異常

その他：嘔吐、踵の痛み、浮腫など

解剖

筋	皮下に母指外転筋(腱)・短母指屈筋(内側頭)がある。
神経	筋枝は内側足底神経が、皮枝は伏在神経が分布する。
血管	皮下に内側足根動脈が走行する。

4 足の太陰脾経

SP5 商丘（脾経の経金穴）

足内側、内果の前下方、舟状骨粗面と内果尖の中央陥凹部。

取り方

内果の前を通る垂線と、内果の下を通る水平線とが交わる所に取る。

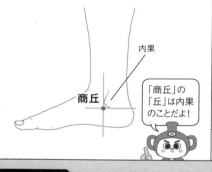

「商丘」の「丘」は内果のことだよ！

主治

| 腹脹 | 便の異常 | 痔 |

その他：足の痛み、咳嗽、黄疸など

解剖

筋	———
神経	皮枝は伏在神経が分布する。
血管	皮下に前内果動脈が走行する。

SP6 三陰交

下腿内側（脛側）、脛骨内縁の後際、内果尖の上方3寸。

取り方

脛骨の内側縁で、内果の一番尖った所から上方3寸の所に取る。

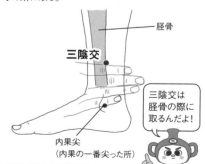

三陰交は脛骨の際に取るんだよ！

主治

| 月経不調 | 不妊症 | 冷え症 |

その他：更年期障害、腹脹、EDなど

解剖

筋	皮下に後脛骨筋・長指屈筋がある。
神経	筋枝は脛骨神経が、皮枝は伏在神経が分布する。
血管	皮下に後脛骨動脈が走行する。

SP7 漏谷 (ろうこく)

下腿内側(脛側)、脛骨内縁の後際、内果尖の上方6寸。

取り方

内果尖(内果の一番尖った所)と陰陵泉(P62)を結ぶ線の中点に取る。

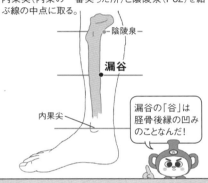

漏谷の「谷」は脛骨後縁の凹みのことなんだ!

主治

腹脹	小便不利	下肢の冷え

その他:腸鳴など

解剖

筋	皮下に後脛骨筋・長指屈筋がある。
神経	筋枝は脛骨神経が、皮枝は伏在神経が分布する。
血管	皮下に後脛骨動脈が走行する。

暗記のツボ

その8:「三陰交」の「交」は何が交わっているのか?

「三陰交」は足の3つの陰経が交わる所なのでその名がついた。文献によっては3つの陰経が「三陰交」で交わっていないように描かれているが、実際には下図のように「三陰交」は3つの陰経が交わっている。

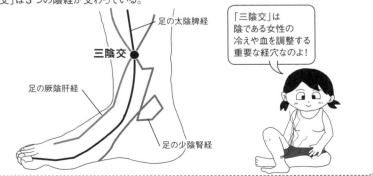

「三陰交」は陰である女性の冷えや血を調整する重要な経穴なのよ!

4 足の太陰脾経

SP8 地機 (脾経の郄穴)

下腿内側(脛側)、脛骨内縁の後際、陰陵泉の下方3寸。

取り方

陰陵泉の下方3寸の所に取る。

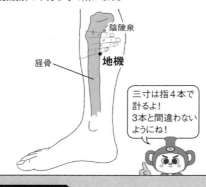

三寸は指4本で計るよ！3本と間違わないようにね！

主治

月経不調	腹痛	下痢

その他：生殖能力の低下、子宮筋腫、糖尿病など

解剖

筋	皮下にヒラメ筋・長指屈筋がある。
神経	筋枝は脛骨神経が、皮枝は伏在神経が分布する。
血管	皮下に後脛骨動脈が走行する。

SP9 陰陵泉 (脾経の合水穴)

下腿内側(脛側)、脛骨内側顆下縁と脛骨内縁が接する陥凹部。

取り方

脛骨の内側を指でなで上げて行き、指が止まった所に取る。

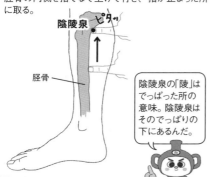

陰陵泉の「陵」はでっぱった所の意味。陰陵泉はそのでっぱりの下にあるんだ。

主治

下痢	小便不利	膝痛

その他：陰茎痛、女性器痛、浮腫など

解剖

筋	皮下に腓腹筋・半腱様筋(腱)がある。
神経	筋枝は脛骨神経が、皮枝は伏在神経が分布する。
血管	皮下に内側下膝動脈・下行膝動脈(伏在枝)が走行する。

SP10 血海 (けっかい)

大腿前内側、内側広筋隆起部、膝蓋骨底内端の上方2寸。

取り方

内側広筋の盛り上がった所で、膝蓋骨底の内側端から上方2寸の高さに取る。

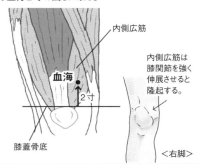

主治

月経不調	月経痛	不正性器出血

その他：膝痛など

解剖

筋	皮下に内側広筋がある。
神経	筋枝は大腿神経が、皮枝は大腿神経（前皮枝）が分布する。
血管	皮下に下行膝動脈が走行する。

SP11 箕門 (きもん)

大腿内側、膝蓋骨底内端と衝門を結ぶ線上、衝門から3分の1、縫工筋と長内転筋の間、大腿動脈拍動部。

取り方

衝門（P64）と膝蓋骨底内端を結ぶ線を引き、3等分する。箕門は衝門から1/3で大腿動脈の拍動部に取る。

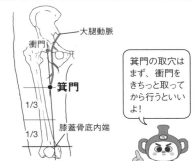

箕門の取穴はまず、衝門をきちっと取ってから行うといいよ！

主治

小便不通	遺尿	鼡径部痛

その他：尿路系の疾患など

解剖

筋	皮下に縫工筋・長内転筋がある。
神経	筋枝は大腿神経・閉鎖神経が、皮枝は大腿神経（前皮枝）が分布する。
血管	皮下に大腿動脈が走行する。

4 足の太陰脾経

SP12 衝門 (しょうもん)

鼠径部、鼠径溝、大腿動脈拍動部の外方。

取り方

曲骨(P214)の外方、大腿動脈拍動部の外方に取る。

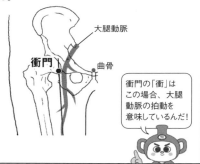

衝門の「衝」はこの場合、大腿動脈の拍動を意味しているんだ!

主治

腹痛	小便不利	鼠径部痛

その他:腹膜炎、腹水など

解剖

筋	皮下に腸腰筋がある。
神経	筋枝は腰神経叢・大腿神経の枝が、皮枝は腸骨下腹神経・腸骨鼠径神経・陰部大腿神経が分布する。
血管	皮下に大腿動脈が走行する。

SP13 府舎 (ふしゃ)

下腹部、臍中央の下方4寸3分、前正中線の外方4寸。

取り方

中極(P215)の外方4寸の、少し下方(3分)の所に取る。

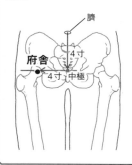

府舎は中極のほんの少し(3分)下ってことを忘れずにね!

主治

腹痛	腹脹	鼠径部痛

その他:便の異常など

解剖

筋	皮下に外腹斜筋・内腹斜筋がある。
神経	筋枝は肋間神経・腸骨下腹神経・腸骨鼠径神経が、皮枝は腸骨下腹神経が分布する。
血管	皮下に浅腹壁動脈・下腹壁動脈が走行する。

SP14 腹結(ふっけつ)

下腹部、臍中央の下方1寸3分、前正中線の外方4寸。

取り方

陰交(P217)の外方4寸の、少し下方(3分)の所に取る。

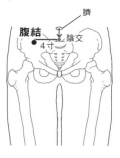

臍の下から1寸下方に陰交を確認、そこから外方へ4寸の所から、更に3分下に取るんだ。

主治

便の異常	鼠径部痛	腹脹

その他:腹痛、咳嗽など

解剖

筋	皮下に外腹斜筋・内腹斜筋がある。
神経	筋枝は肋間神経・腸骨下腹神経・腸骨鼠径神経が、皮枝は肋間神経(前皮枝・外側皮枝)・腸骨下腹神経が分布する。
血管	皮下に浅腹壁動脈・下腹壁動脈が走行する。

SP15 大横(だいおう)

上腹部、臍中央の外方4寸。

取り方

神闕(P218)の外方4寸の所に取る。

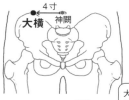

大横は、大腸の横行結腸の部にあることからその名がついたんだって!

主治

腹痛	便の異常	腹脹

その他:腹膜炎など

解剖

筋	皮下に外腹斜筋・内腹斜筋がある。
神経	筋枝は肋間神経・腸骨下腹神経・腸骨鼠径神経が、皮枝は肋間神経(前皮枝・外側皮枝)が分布する。
血管	皮下に浅腹壁動脈・下腹壁動脈・上腹壁動脈が走行する。

4 足の太陰脾経

SP16 腹哀（ふくあい）

上腹部、臍中央の上方3寸、前正中線の外方4寸。

取り方

建里（P219）の外方4寸の所に取る。

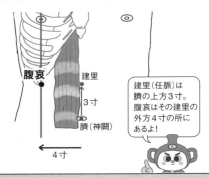

主治		
便の異常	消化不良	腹痛

その他：大便膿血、糖尿病など

解剖	
筋	皮下に外腹斜筋・内腹斜筋がある。
神経	筋枝は肋間神経・腸骨下腹神経・腸骨鼡径神経が、皮枝は肋間神経（前皮枝・外側皮枝）が分布する。
血管	皮下に上腹壁動脈が走行する。

SP17 食竇（しょくとく）

前胸部、第5肋間、前正中線の外方6寸。

取り方

第5肋間を外方に指を滑らせ、前正中線から6寸の所に取る。

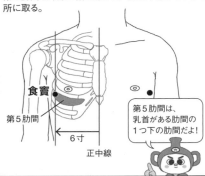

主治		
胸痛	嘔吐	腹脹

その他：げっぷ、胸脇痛など

解剖	
筋	皮下に大胸筋がある。
神経	筋枝は内側・外側胸筋神経が、皮枝は肋間神経（外側皮枝）が分布する。
血管	皮下に胸肩峰動脈・外側胸動脈・肋間動脈が走行する。

SP18 天渓(てんけい)

前胸部、第4肋間、前正中線の外方6寸。

取り方

第4肋間を外方に指を滑らせ、前正中線から6寸の所に取る。

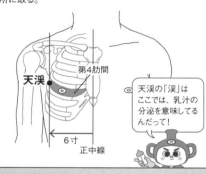

天渓の「渓」はここでは、乳汁の分泌を意味してるんだって!

主治

乳汁分泌不足	胸痛	咳嗽

その他:乳癰※、肋間神経痛など

解剖

筋	皮下に大胸筋がある。
神経	筋枝は内側・外側胸筋神経が、皮枝は肋間神経(外側皮枝)が分布する。
血管	皮下に胸肩峰動脈・外側胸動脈・肋間動脈が走行する。

※乳房のできもの

SP19 胸郷(きょうきょう)

前胸部、第3肋間、前正中線の外方6寸。

取り方

第3肋間を外方に指を滑らせ、前正中線から6寸の所に取る。

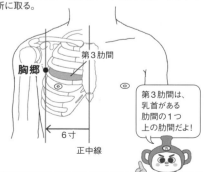

第3肋間は、乳首がある肋間の1つ上の肋間だよ!

主治

肋間神経痛	胸膜炎	背部痛

その他:咳嗽、喘息など

解剖

筋	皮下に大胸筋・小胸筋がある。
神経	筋枝は内側・外側胸筋神経が、皮枝は肋間神経(外側皮枝)が分布する。
血管	皮下に胸肩峰動脈・外側胸動脈・肋間動脈が走行する。

4 足の太陰脾経

SP20 周栄 (しゅうえい)

前胸部、第2肋間、前正中線の外方6寸。

取り方

第2肋間を外方に指を滑らせ、前正中線から6寸の所に取る。

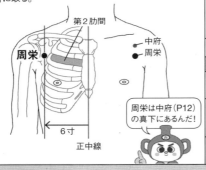

主治

| 咳嗽 | 喘息 | 肋間神経痛 |

その他：胸膜炎など

解剖

筋	皮下に大胸筋・小胸筋がある。
神経	筋枝は内側・外側胸筋神経が、皮枝は肋間神経（外側皮枝）が分布する。
血管	皮下に胸肩峰動脈・外側胸動脈・肋間動脈が走行する。

SP21 大包 (だいほう) （脾の大絡の絡穴）

側胸部、第6肋間、中腋窩線上。

取り方

肩関節を最大外転させる。腋窩の中心を通る線上で、第6肋間の高さに取る。

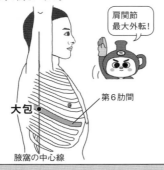

主治

| 胸脇部痛 | 気喘 | 倦怠感 |

その他：肋間神経痛など

解剖

筋	皮下に前鋸筋・肋間筋がある。
神経	筋枝は長胸神経・肋間神経が、皮枝は肋間神経（外側皮枝）が分布する。
血管	皮下に胸背動脈・肋間動脈が走行する。

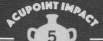

手の少陰心経

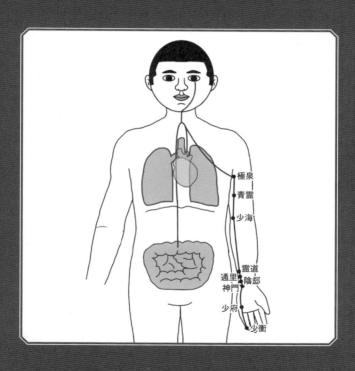

5 手の少陰心経

HT1 極泉（きょくせん）

腋窩、腋窩中央、腋窩動脈拍動部。

取り方

腋窩中央で、腋窩動脈の拍動を触れる所に取る。

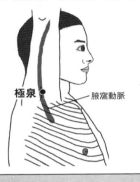

主治

心痛	胸脇部痛	肩関節周囲炎

その他：咽頭部乾燥感など

解剖

筋	———
神経	皮枝は肋間神経（外側皮枝）・内側上腕皮神経が分布する。
血管	皮下に腋窩動脈が走行する。

HT2 青霊（せいれい）

上腕内側面、上腕二頭筋の内側縁、肘窩横紋の上方3寸。

取り方

極泉と少海（P71）を結ぶ線（9寸）を3等分し、少海から1/3の高さ、上腕二頭筋の内側縁に取る。

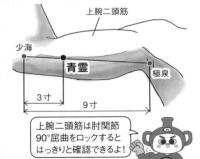

上腕二頭筋は肘関節90°屈曲をロックするとはっきりと確認できるよ！

主治

肩関節周囲炎	頭痛	胸脇部痛

その他：尺骨神経痛など

解剖

筋	皮下に上腕二頭筋・上腕筋がある。
神経	筋枝は筋皮神経が、皮枝は内側上腕皮神経が分布する。
血管	皮下に上腕動脈が走行する。

HT3 少海 （心経の合水穴）

肘前内側、上腕骨内側上顆の前縁、肘窩横紋と同じ高さ。

取り方

肘関節屈曲位において、肘関節横紋の内端と上腕骨内側上顆との中点に取る。

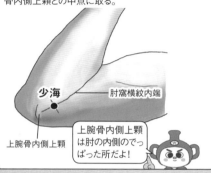

主治		
心痛	肘痛	手の震え
その他：耳鳴り、胸胸部痛など		

解剖	
筋	皮下に円回内筋・橈側手根屈筋・長掌筋・尺側手根屈筋がある。
神経	筋枝は正中神経・尺骨神経が、皮枝は内側前腕皮神経が分布する。
血管	尺側反回動脈（尺骨動脈の枝）・下尺側動脈副動脈（上腕動脈の枝）が走行する。

HT4 霊道 （心経の経金穴）

前腕前内側、尺側手根屈筋腱の橈側縁、手関節掌側横紋の上方1寸5分。

取り方

手関節を屈曲させ、最も尺側に存在する尺側手根屈筋腱を確認する。

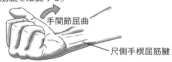

霊道は尺側手根屈筋腱の橈側で、手関節横紋の上方1.5寸の所に取る。

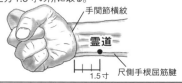

主治		
心痛	精神疾患	手関節痛
その他：不眠など		

解剖	
筋	皮下に尺側手根屈筋(腱)・深指屈筋・浅指屈筋がある。
神経	筋枝は尺骨神経・正中神経が、皮枝は内側前腕皮神経・尺骨神経（掌皮枝）が分布する。
血管	皮下に尺骨動脈が走行する。

5 手の少陰心経

HT5 通里（つうり）（心経の絡穴）

前腕前内側、尺側手根屈筋腱の橈側縁、手関節掌側横紋の上方1寸。

取り方

手関節を屈曲させ、最も尺側に存在する尺側手根屈筋腱を確認する。

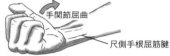

通里は尺側手根屈筋腱の橈側で、手関節横紋の上方1寸の所に取る。

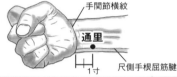

主治

心痛	構音障害	手関節痛

その他：寝汗、不正性器出血など

解剖

筋	皮下に尺側手根屈筋(腱)・深指屈筋・浅指屈筋がある。
神経	筋枝は尺骨神経・正中神経が、皮枝は内側前腕皮神経・尺骨神経(掌皮枝)が分布する。
血管	皮下に尺骨動脈が走行する。

HT6 陰郄（いんげき）（心経の郄穴）

前腕前内側、尺側手根屈筋腱の橈側縁、手関節掌側横紋の上方5分。

取り方

手関節を屈曲させ、最も尺側に存在する尺側手根屈筋腱を確認する。

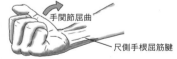

陰郄は尺側手根屈筋腱の橈側で、手関節横紋の上方5分の所に取る。

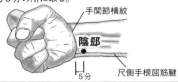

主治

心痛	動悸	寝汗

その他：吐血、失語症など

解剖

筋	皮下に尺側手根屈筋(腱)・深指屈筋・浅指屈筋がある。
神経	筋枝は尺骨神経・正中神経が、皮枝は内側前腕皮神経・尺骨神経(掌皮枝)が分布する。
血管	皮下に尺骨動脈が走行する。

HT7 神門 (心の原穴、心経の兪土穴)

手関節前内側、尺側手根屈筋腱の橈側縁、手関節掌側横紋上。

取り方

手関節を屈曲させ、最も尺側に存在する尺側手根屈筋腱を確認する。

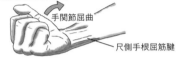

神門は尺側手根屈筋腱の橈側で、手関節横紋上に取る。

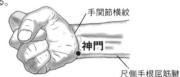

主治

心痛	不眠	健忘

その他：寝汗、五心煩熱、認知症など

解剖

筋	皮下に尺側手根屈筋(腱)・深指屈筋・浅指屈筋がある。
神経	筋枝は尺骨神経・正中神経が、皮枝は内側前腕皮神経・尺骨神経(掌皮枝)が分布する。
血管	皮下に尺骨動脈が走行する。

HT8 少府 (心経の滎火穴)

手掌、第5中手指節関節の近位端と同じ高さ、第4・第5中手骨の間。

取り方

第4・第5中手骨の間。拳をつくり、手掌と小指の先端があたる所に取る。

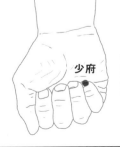

拳をつくるときはかるく握るのがポイントだよ！

主治

心痛	陰部の痒み	小便不利

その他：小指の痛みなど

解剖

筋	皮下に虫様筋(第4)・掌側骨間筋(第3)がある。
神経	筋枝は尺骨神経が、皮枝は尺骨神経(総掌側指神経)が分布する。
血管	皮下に総掌側指動脈が走行する。

5 手の少陰心経

HT9 少衝 (しょうしょう) (心経の井木穴)

小指、末節骨橈側、爪甲角の近位外方1分(指寸)。爪甲橈側縁の垂線と爪甲基底部の水平線との交点。

取り方

小指爪根部に引いた線と、橈側縁に引いた線が交わる所に取る。

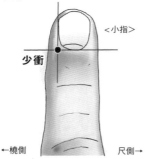

少衝

<小指>

←橈側　　　尺側→

主治

心痛	動悸	胸脇部痛

その他：咽頭痛、熱中症など

解剖

筋	―
神経	皮枝は尺骨神経(背側指神経)が分布する。
血管	背側指動脈が走行する。

暗記のツボ

その9：「少」と「小」はどういう意味で用いられているのか？

手の少陰心経には「少」という字があてがわれている経穴が3つある(少海・少府・少衝)。これらはすべて手の「少陰」心経にある経穴という意味である。同様に手の太陽「小腸」経にある小海は「小」の字があてがわれている。

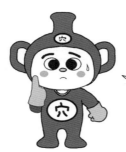

ややこしいことに、「少沢」は小腸経にあるのに「少」の字があてがわれている。これは「少沢」の「少」は「小」を意味し、小腸経にある経穴という意味なんだ。また、肺経の「少商」の「少」は「末端」にある経穴の意味なんだって。

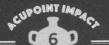

手の太陽小腸経

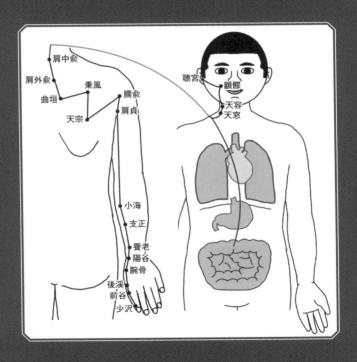

6 手の太陽小腸経

SI1 少沢(しょうたく)（小腸経の井金穴）

小指、末節骨尺側、爪甲角の近位内方1分（指寸）、爪甲尺側縁の垂線と爪甲基底部の水平線との交点。

取り方

小指爪根部に引いた線と、尺側縁に引いた線が交わる所に取る。

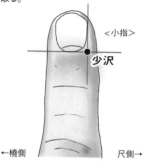

←橈側　　　　　　　尺側→

主治

頭痛	乳汁分泌不足	咽頭部痛

その他：意識障害、目の充血など

解剖

筋	———
神経	皮枝は尺骨神経（背側指神経）が分布する。
血管	皮下に背側指動脈が走行する。

SI2 前谷(ぜんこく)（小腸経の滎水穴）

小指、第5中手指節関節尺側の遠位陥凹部、赤白肉際。

取り方

小指尺側を指でなでてゆき、中手指節関節の部で指が止まる所、表裏の境に取る。

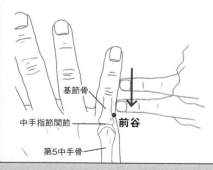

主治

頭痛	尺骨神経麻痺	難聴

その他：乳汁分泌不足、耳鳴など

解剖

筋	———
神経	皮枝は尺骨神経（背側指神経）が分布する。
血管	皮下に背側指動脈が走行する。

SI3　後渓(こうけい)（小腸経の兪木穴、八脈交会穴）

手背、第5中手指節関節尺側の近位陥凹部、赤白肉際。

取り方

軽くこぶしを作ったときにできる、手掌横紋の尺側端に取る。

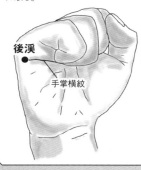

後渓の「渓」も前谷の「谷」も凹みを表しているんだけど、「渓」の方が凹みが浅いんだ。

主治

頚部痛	ぎっくり腰	流行性感冒

その他：寝汗、耳鳴り、咽頭部痛など

解剖

筋	皮下に小指外転筋がある。
神経	筋枝は尺骨神経が、皮枝は尺骨神経（背側指神経）が分布する。
血管	皮下に背側指動脈が走行する。

SI4　腕骨(わんこつ)（小腸の原穴）

手関節後内側、第5中手骨底部と三角骨の間の陥凹部、赤白肉際。

取り方

小指尺側を指でなで下ろし、中手骨底を越えた部で表裏の境に取る。

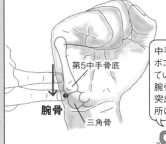

中手骨底はボコッと突出しているよ。腕骨はその突出を越えた所にあります。

主治

尺骨神経麻痺	手関節痛	糖尿病

その他：黄疸、耳鳴り、頭痛など

解剖

筋	皮下に小指外転筋がある。
神経	筋枝は尺骨神経が、皮枝は尺骨神経（背側指神経）が分布する。
血管	皮下に背側指動脈が走行する。

6 手の太陽小腸経

その10:「腕骨」って何の骨?

「腕骨」は現代の医学で「豆状骨」を意味する。経穴には「腕骨」以外にも骨の名前から
その名がついたものが数多くある。

巨骨(大腸経)	鎖骨
頰車(胃経)	下顎骨
顴髎の「顴」(小腸経)	頰骨
腕骨(小腸経)	豆状骨
玉枕の「玉」(膀胱経)	後頭骨
天柱(膀胱経)	頸椎
京骨(膀胱経)	第5中足骨
然谷(腎経)	舟状骨
大鍾(腎経)	踵骨
横骨(腎経)	恥骨
上関の「関」(胆経)	頰骨弓
完骨(胆経)	乳様突起
陽輔の「輔」(胆経)	腓骨

SI5 陽谷 (ようこく) (小腸経の経火穴)

手関節後内側、三角骨と尺骨茎状突起の間の陥凹部。

取り方

手関節の後面、横紋上。三角骨と尺骨茎状突起
の間の凹みに取る。

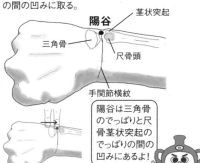

陽谷は三角骨
のでっぱりと尺
骨茎状突起の
でっぱりの間の
凹みにあるよ!

主治

めまい	耳鳴り	頭痛

その他:眼痛、頸部痛、肩部痛など

解剖

筋	皮下に尺側手根伸筋(腱)がある。
神経	筋枝は橈骨神経が、皮枝は尺骨神経(手背枝)が分布する。
血管	皮下に尺骨動脈(背側手根枝)が走行する。

SI6 養老（小腸経の郄穴）

前腕後内側、尺骨頭橈側の陥凹部、手関節背側横紋の上方1寸。

取り方

前腕を回内位にした状態で尺骨頭の頂点を指でおさえる。

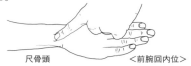

そのまま前腕を回外したときに指が滑り込む凹みに取る。

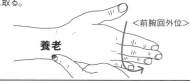

主治

老化による視力低下	耳鳴り	難聴

その他：肘痛、肩痛、腰痛など

解剖

筋	ーーーー
神経	皮枝は内側前腕皮神経が分布する。
血管	皮下に尺骨動脈（背側手根枝）が走行する。

SI7 支正（小腸経の絡穴）

前腕後内側、尺骨内縁と尺側手根屈筋の間、手関節背側横紋の上方5寸。

取り方

陽谷と小海（P80）を線で結ぶ。

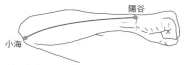

この線の中点から1寸下に取る。

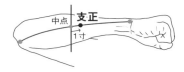

※陽谷から小海までの長さを12寸とする。

主治

項頚部のこわばり	精神不安	尺骨神経麻痺

その他：頭痛、めまい、糖尿病など

解剖

筋	皮下に尺側手根屈筋がある。
神経	筋枝は尺骨神経が、皮枝は内側前腕皮神経が分布する。
血管	皮下に後骨間動脈の枝が走行する。

手の太陽小腸経

SI8 小海（小腸経の合土穴）

肘後内側、肘頭と上腕骨内側上顆の間の陥凹部。

取り方

肘頭と上腕骨内側上顆の間の凹み、上腕骨の尺骨神経溝に取る。

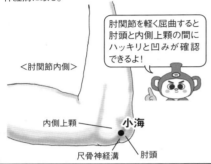

肘関節を軽く屈曲すると肘頭と内側上顆の間にハッキリと凹みが確認できるよ！

主治

頭痛	月経不調	項頚部痛

その他：咽頭痛、嗜臥など

解剖

筋	皮下に尺側手根屈筋がある。
神経	筋枝は尺骨神経が、皮枝は内側前腕皮神経が分布する。
血管	皮下に尺側反回動脈（尺骨動脈の枝）・上尺側側副動脈（上腕動脈の枝）が走行する。

SI9 肩貞

肩周囲部、肩関節の後下方、腋窩横紋後端の上方1寸。

取り方

腋窩横紋後端の上方1寸の所、三角筋の後側に取る。

母指の第1節の横幅が1寸だよ！

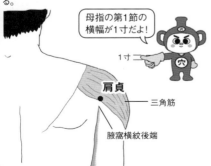

主治

肩関節周囲炎	耳鳴り	難聴

その他：頚腕症候群など

解剖

筋	皮下に三角筋・小円筋・上腕三頭筋（長頭）・大円筋がある。
神経	筋枝は腋窩神経・橈骨神経・肩甲下神経が、皮枝は上外側上腕皮神経が分布する。
血管	皮下に後上腕回旋動脈・肩甲回旋動脈が走行する。

SI10 臑兪 (じゅゆ)

肩周囲部、腋窩横紋後端の上方、肩甲棘の下方陥凹部。

取り方

体表から肩甲骨の肩甲棘を触知する。臑兪は腋窩横紋後端の上方で、肩甲棘の下端に取る。

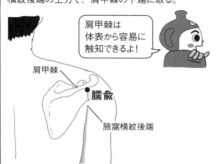

肩甲棘は体表から容易に触知できるよ！

主治		
肩関節痛	上肢痛	肩のだるさ

その他：甲状腺腫瘍など

解剖	
筋	皮下に三角筋・棘下筋がある。
神経	筋枝は腋窩神経・肩甲上神経が、皮枝は鎖骨上神経が分布する。
血管	皮下に後上腕回旋動脈・肩甲上動脈が走行する。

SI11 天宗 (てんそう)

肩甲部、肩甲棘の中点と肩甲骨下角を結んだ線上、肩甲棘から3分の1にある陥凹部。

取り方

肩甲棘の中点と肩甲骨の下角を線で結ぶ。その線を3等分し、上から1/3の所に取る。

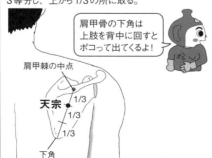

肩甲骨の下角は上肢を背中に回すとポコって出てくるよ！

主治		
咳嗽	喘息	肩関節痛

その他：乳腺炎、頬の腫れなど

解剖	
筋	皮下に棘下筋がある。
神経	筋枝は肩甲上神経が、皮枝は肋間神経（外側皮枝）・胸神経後枝が分布する。
血管	皮下に肩甲回旋動脈・肩甲上動脈が走行する。

6 手の太陽小腸経

SI12 秉風（へいふう）

肩甲部、棘上窩、肩甲棘中点の上方。

取り方

肩関節を外転したとき、肩甲棘の中央上部にできる凹みに取る。

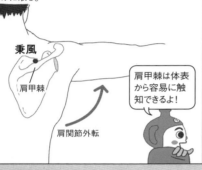

主治

風邪	肩関節周囲炎	上肢の痺れ

その他：肩こりなど

解剖

筋	皮下に僧帽筋・棘上筋がある。
神経	筋枝は副神経・頚神経叢の枝・肩甲上神経が、皮枝は胸神経後枝が分布する。
血管	皮下に肩甲上動脈が走行する。

SI13 曲垣（きょくえん）

肩甲部、肩甲棘内端の上方陥凹部。

取り方

肩甲棘の上縁を内方に触知してゆき、棘上窩の内端の凹みに取る。

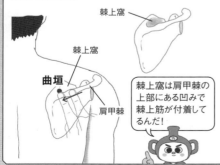

主治

肩関節周囲炎	肩背部痛	肩こり

その他：肩甲骨周囲のこわばりなど

解剖

筋	皮下に僧帽筋・棘上筋がある。
神経	筋枝は副神経・頚神経叢の枝・肩甲上神経が、皮枝は胸神経後枝が分布する。
血管	皮下に頚横動脈・肩甲上動脈が走行する。

SI14 肩外兪 (けんがいゆ)

上背部、第1胸椎棘突起下縁と同じ高さ、後正中線の外方3寸。

取り方

肩甲骨内縁の垂直線と、陶道(P204)の高さの水平線が交わる所に取る。

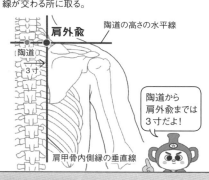

主治		
肩背部痛	肩関節周囲炎	肩こり

その他：肩甲骨外側のこわばり、項部痛など

解剖

筋	皮下に僧帽筋・肩甲挙筋がある。
神経	筋枝は副神経・頚神経叢の枝・肩甲背神経が、皮枝は胸神経後枝が分布する。
血管	皮下に頚横動脈が走行する。

SI15 肩中兪 (けんちゅうゆ)

上背部、第7頚椎棘突起下縁と同じ高さ、後正中線の外方2寸。

取り方

大椎(P205)の外側2寸の所に取る。

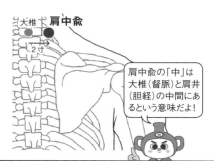

主治		
咳嗽	気喘	肩こり

その他：寝違い、悪感発熱など

解剖

筋	皮下に僧帽筋・肩甲挙筋がある。
神経	筋枝は副神経・頚神経叢の枝・肩甲背神経が、皮枝は胸神経後枝が分布する。
血管	皮下に頚横動脈が走行する。

6 手の太陽小腸経

SI16 天窓（てんそう）

前頸部、胸鎖乳突筋の後縁、甲状軟骨上縁と同じ高さ。

取り方

甲状軟骨または、人迎（P36）と同じ高さで、胸鎖乳突筋の後縁に取る。

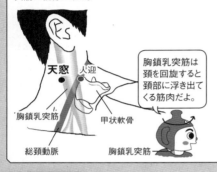

胸鎖乳突筋は頸を回旋すると頸部に浮き出てくる筋肉だよ。

主治		
難聴	耳鳴り	咽頭部痛

その他：項頸部痛、上肢痛など

解剖

筋	皮下に広頸筋・胸鎖乳突筋がある。
神経	筋枝は顔面神経（頸枝）・副神経・頸神経叢の枝が、皮枝は頸横神経が分布する。
血管	皮下に浅頸動脈が走行する。

SI17 天容（てんよう）

前頸部、下顎角の後方、胸鎖乳突筋の前方陥凹部。

取り方

下顎角後方と胸鎖乳突筋の間に取る。

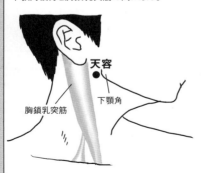

主治		
難聴	耳鳴り	咽頭部痛

その他：歯痛、喉の閉塞感、側頸部痛など

解剖

筋	皮下に胸鎖乳突筋・顎二腹筋後腹がある。
神経	筋枝は副神経・頸神経叢の枝・顔面神経（顎二腹筋枝）が、皮枝は大耳介神経が分布する。
血管	後頭動脈が走行する。

SI18 顴髎 (けんりょう)

顔面部、外眼角の直下、頬骨下方の陥凹部。

取り方

外眼角を通る垂線と頬骨下方の凹みが交わる所に取る。

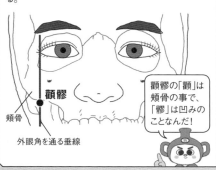

顴髎の「顴」は頬骨の事で、「髎」は凹みのことなんだ!

主治		
顔面神経麻痺	顔面のほてり	歯痛

その他:三叉神経痛、副鼻腔炎など

解剖	
筋	皮下に小頬骨筋・大頬骨筋がある。
神経	筋枝は顔面神経(頬骨枝)が、皮枝は上顎神経(三叉神経第2枝)が分布する。
血管	顔面横動脈・眼窩下動脈が走行する。

SI19 聴宮 (ちょうきゅう)

顔面部、耳珠中央の前縁と下顎骨関節突起の間の陥凹部。

取り方

耳珠と下顎骨関節突起の間の凹みに取る。

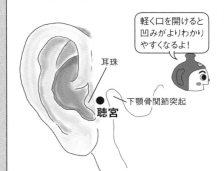

軽く口を開けると凹みがよりわかりやすくなるよ!

主治		
難聴	耳鳴り	歯痛

その他:中耳炎、三叉神経痛など

解剖	
筋	———
神経	皮枝は下顎神経(三叉神経第3枝)が分布する。
血管	皮下に浅側頭動脈が走行する。

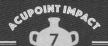

足の太陽膀胱経

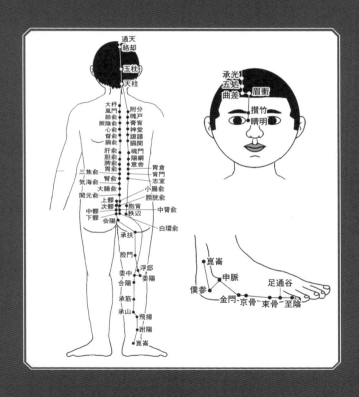

7 足の太陽膀胱経

BL1 睛明（せいめい）

顔面部、内眼角の内上方と眼窩内側壁の間の陥凹部。

取り方

内眼角の内上方と眼窩内側壁の間にできる凹みで、目を閉じて取る。

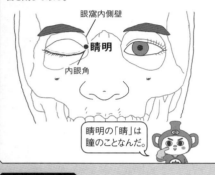

睛明の「睛」は瞳のことなんだ。

主治

目の充血・腫れ	羞明※	視力低下

その他：夜盲症、めまいなど

解剖

筋	皮下に内側眼瞼靭帯、眼輪筋がある。
神経	筋枝は顔面神経（側頭技・頬骨枝）、皮枝は眼神経（三叉神経第1枝）が分布する。
血管	皮下に眼角動脈が走行する。

※強い光に不快感や痛みを感じること

BL2 攅竹（さんちく）

頭部、眉毛内端の陥凹部。

取り方

眉毛内端で、前頭切痕の凹んだ所に取る。睛明の真上。

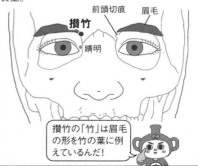

攅竹の「竹」は眉毛の形を竹の葉に例えているんだ！

主治

頭痛	めまい	視力低下

その他：目の腫れ・充血・痛みなど

解剖

筋	皮下に眼輪筋・前頭筋・皺眉筋がある。
神経	筋枝は顔面神経（側頭技・頬骨枝）、皮枝は眼神経（三叉神経第1枝）が分布する。
血管	皮下に滑車上動脈が走行する。

BL3 眉衝（びしょう）

頭部、前頭切痕の上方、前髪際の後方5分。

取り方

前頭切痕の上方で、前髪際の後方5分の所に取る。神庭（P210）と曲差（P90）の中点にあたる。

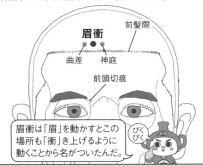

眉衝は「眉」を動かすとこの場所も「衝」き上げるように動くことから名がついたんだ。

主治

頭痛	めまい	てんかん

その他：鼻づまり、視力低下など

解剖

筋	皮下に前頭筋がある。
神経	筋枝は顔面神経（側頭枝）が、皮枝は眼神経（三叉神経第1枝）が分布する。
血管	皮下に滑車上動脈・眼窩上動脈が走行する。

暗記のツボ

その11：「睛明」の「睛」は何のこと？

日常的にはあまり使用することがない「睛」という漢字は「瞳」を表す。中国の故事で「画竜点睛」があるが、これは龍の絵に「瞳」を最後に入れ完成させたことから、最後の重要な仕上げをするという意味で用いられる。つまり、「睛明」とは「瞳」を明るくする経穴であり、目の疾患に対し治療効果がある。

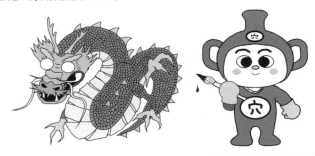

7 足の太陽膀胱経

BL4 曲差（きょくさ）

頭部、前髪際の後方5分、前正中線の外方1寸5分。

取り方

神庭(P210)の外方1寸5分の所に取る。

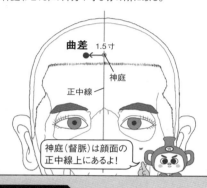

神庭(督脈)は顔面の正中線上にあるよ！

主治

頭痛	めまい	鼻づまり

その他：眼痛、視力低下など

解剖

筋	皮下に前頭筋がある。
神経	筋枝は顔面神経(側頭枝)が、皮枝は眼神経(三叉神経第1枝)が分布する。
血管	皮下に滑車上動脈・眼窩上動脈が走行する。

BL5 五処（ごしょ）

頭部、前髪際の後方1寸、前正中線の外方1寸5分。

取り方

曲差の後方5分で、上星(P209)の外方1寸5分の所に取る。

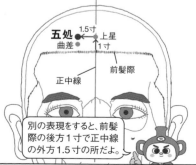

別の表現をすると、前髪際の後方1寸で正中線の外方1.5寸の所だよ。

主治

頭痛	めまい	てんかん

その他：視力低下、羞明※など

解剖

筋	皮下に帽状腱膜・前頭筋がある。
神経	筋枝は顔面神経(側頭枝)が、皮枝は眼神経(三叉神経第1枝)が分布する。
血管	皮下に眼窩上動脈が走行する。

※強い光に不快感や痛みを感じること

BL6 承光 (しょうこう)

頭部、前髪際の後方2寸5分、前正中線の外方1寸5分。

取り方

五処(P90)の後方1寸5分で、前正中線の外方1寸5分の所に取る。

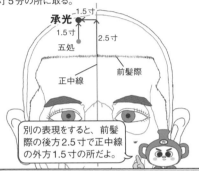

別の表現をすると、前髪際の後方2.5寸で正中線の外方1.5寸の所だよ。

主治

頭痛	めまい	視力低下

その他：嘔吐、羞明※など

解剖

筋	皮下に帽状腱膜がある。
神経	皮枝は眼神経(三叉神経第1枝)が分布する。
血管	皮下に眼窩上動脈・浅側頭動脈の枝が走行する。

※強い光に不快感や痛みを感じること

BL7 通天 (つうてん)

頭部、前髪際の後方4寸、前正中線の外方1寸5分。

取り方

五処の後方3寸で、前正中線の外方1寸5分の所に取る。

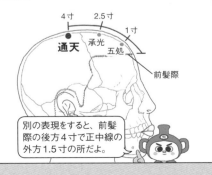

別の表現をすると、前髪際の後方4寸で正中線の外方1.5寸の所だよ。

主治

頭痛	めまい	鼻づまり

その他：蓄膿症、顔面神経麻痺、寝違えなど

解剖

筋	皮下に帽状腱膜がある。
神経	皮枝は眼神経(三叉神経第1枝)が分布する。
血管	皮下に眼窩上動脈・浅側頭動脈の枝が走行する。

7 足の太陽膀胱経

BL8 絡却（らっきゃく）

頭部、前髪際の後方5寸5分、後正中線の外方1寸5分。

取り方

百会(P208)の5分後方に点を取る。その点の外方1寸5分の所に取る。

別の表現をすると、前髪際の後方5.5寸で正中線の外方1.5寸の所だよ。

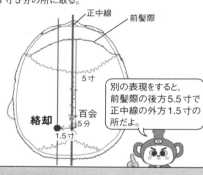

主治

目の充血	めまい	耳鳴り

その他：頭痛、鼻づまり、視力低下など

解剖

筋	皮下に帽状腱膜がある。
神経	皮枝は大後頭神経が分布する。
血管	皮枝は後頭動脈・浅側頭動脈の枝が走行する。

BL9 玉枕（ぎょくちん）

頭部、外後頭隆起上縁と同じ高さ、後正中線の外方1寸3分。

取り方

後頭部の正中線を下からさすり、外後頭隆起上方の凹みに脳戸(P206)を取る。

玉枕は脳戸(督脈)の外方1.3寸の所に取る。

1.3寸は母指の第1関節の幅より気持ち長く取る。

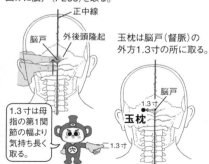

主治

鼻づまり	頭痛	眼痛

その他：めまい、嘔吐、視力低下など

解剖

筋	皮下に後頭筋がある。
神経	筋枝は顔面神経(後頭枝)が、皮枝は大後頭神経が分布する。
血管	皮下に後頭動脈が走行する。

BL10 天柱(てんちゅう)

後頚部、第2頚椎棘突起上縁と同じ高さ、僧帽筋外縁の陥凹部。

取り方

外後頭隆起を確認し、正中線を軽く指で圧迫しながら下方へ進む。最初に触れる骨の隆起が第2頚椎棘突起である。

天柱は第2頚椎棘突起の高さで頭半棘筋外縁の凹みに取る。

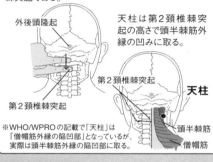

※WHO/WPROの記載で「天柱」は「僧帽筋外縁の陥凹部」となっているが、実際は頭半棘筋外縁の陥凹部に取る。

主治
頭痛	肩こり	鼻づまり

その他：寝違い、咽頭部痛、項頚部痛など

解剖
筋	皮下に僧帽筋・頭板状筋・頭半棘筋がある。
神経	筋枝は副神経・頚神経叢の枝・脊髄神経後枝が、皮枝は大後頭神経が分布する。
血管	皮下に後頭動脈が走行する。

BL11 大杼(だいじょ)(八会穴の骨会)

上背部、第1胸椎棘突起下縁と同じ高さ、後正中線の外方1寸5分。

取り方

第1胸椎棘突起下縁の高さで、後正中線の1.5寸外方に取る。

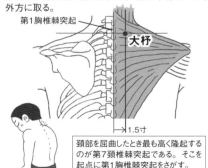

頚部を屈曲したとき最も高く隆起するのが第7頚椎棘突起である。そこを起点に第1胸椎棘突起をさがす。

主治
頭痛	咳嗽	肩こり

その他：発熱、鼻づまりなど

解剖
筋	皮下に僧帽筋・菱形筋・脊柱起立筋がある。
神経	筋枝は副神経・頚神経叢の枝・肩甲背神経・脊髄神経後枝が、皮枝は胸神経後枝が分布する。
血管	皮下に頚横動脈の枝・肋間動脈背枝が走行する。

7 足の太陽膀胱経

BL12 風門（ふうもん）

上背部、第2胸椎棘突起下縁と同じ高さ、後正中線の外方1寸5分。

取り方

第2胸椎棘突起下縁の高さで、後正中線の1.5寸外方に取る。

第2胸椎棘突起

●風門

→1.5寸

頸部を屈曲したとき最も高く隆起するのが第7頸椎棘突起である。そこを起点に第2胸椎棘突起をさがす。

主治

発熱	頭痛	咳嗽

その他：項頸部のこわばり、肩こりなど

解剖

筋	皮下に僧帽筋・菱形筋・脊柱起立筋がある。
神経	筋枝は副神経・頸神経叢の枝・肩甲背神経・脊髄神経後枝が、皮枝は胸神経後枝が分布する。
血管	皮下に頸横動脈の枝・肋間動脈背枝が走行する。

暗記のツボ

その12：風門（膀胱経）、風池（胆経）、風府（督脈）の使い分けは？

風門・風池・風府はそれぞれ身体の上背部にあり、風邪が侵入しやすいという点から、「風」という字が用いられている。しかし、それぞれの治療作用には違いがある。

風門	インフルエンザや気管支炎、肺炎などの治療に用いられる。
風池	下熱、片頭痛や頭痛、めまいの治療に用いられる。
風府	軽度の風邪、インフルエンザ、頭痛、めまいなどの治療に用いられる。

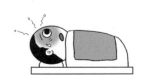
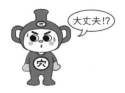

BL13 肺兪 (はいゆ) (肺の背部兪穴)

上背部、第3胸椎棘突起下縁と同じ高さ、後正中線の外方1寸5分。

取り方

第3胸椎棘突起下縁の高さで、後正中線の1.5寸外方に取る。

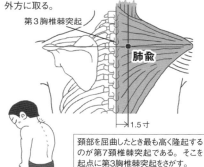

頚部を屈曲したとき最も高く隆起するのが第7頚椎棘突起である。そこを起点に第3胸椎棘突起をさがす。

主治		
咳嗽	気喘	鼻炎

その他：胸痛、咽頭痛など

解剖	
筋	皮下に僧帽筋・菱形筋・脊柱起立筋がある。
神経	筋枝は副神経・頚神経叢の枝・肩甲背神経・脊髄神経後枝が、皮枝は胸神経後枝が分布する。
血管	皮下に頚横動脈の枝・肋間動脈背枝が走行する。

BL14 厥陰兪 (けついんゆ) (心包の背部兪穴)

上背部、第4胸椎棘突起下縁と同じ高さ、後正中線の外方1寸5分。

取り方

第4胸椎棘突起下縁の高さで、後正中線の1.5寸外方に取る。

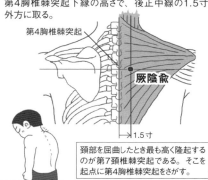

頚部を屈曲したとき最も高く隆起するのが第7頚椎棘突起である。そこを起点に第4胸椎棘突起をさがす。

主治		
心痛	精神不安	胸悶

その他：咳嗽、嘔吐など

解剖	
筋	皮下に僧帽筋・菱形筋・脊柱起立筋がある。
神経	筋枝は副神経・頚神経叢の枝・肩甲背神経・脊髄神経後枝が、皮枝は胸神経後枝が分布する。
血管	皮下に頚横動脈の枝・肋間動脈背枝が走行する。

7 足の太陽膀胱経

BL15 心兪 (しんゆ) (心の背部兪穴)

上背部、第5胸椎棘突起下縁と同じ高さ、後正中線の外方1寸5分。

取り方

第5胸椎棘突起下縁の高さで、後正中線の1.5寸外方に取る。

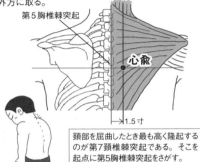

頸部を屈曲したとき最も高く隆起するのが第7頸椎棘突起である。そこを起点に第5胸椎棘突起をさがす。

主治

心痛	精神不安	不眠

その他:動悸、健忘、咳嗽など

解剖

筋	皮下に僧帽筋・菱形筋・脊柱起立筋がある。
神経	筋枝は副神経・頸神経叢の枝・肩甲背神経・脊髄神経後枝が、皮枝は胸神経後枝が分布する。
血管	皮下に頸横動脈の枝・肋間動脈背枝が走行する。

BL16 督兪 (とくゆ)

上背部、第6胸椎棘突起下縁と同じ高さ、後正中線の外方1寸5分。

取り方

第6胸椎棘突起下縁の高さで、後正中線の1.5寸外方に取る。

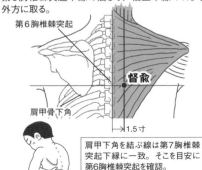

肩甲下角を結ぶ線は第7胸椎棘突起下縁に一致。そこを目安に第6胸椎棘突起を確認。

主治

心痛	胃痛	咳嗽

その他:腹痛、腹脹など

解剖

筋	皮下に僧帽筋・脊柱起立筋がある。
神経	筋枝は副神経・頸神経叢の枝・脊髄神経後枝が、皮枝は胸神経後枝が分布する。
血管	皮下は頸横動脈枝・肋間動脈背枝が走行する。

BL17 膈兪 (かくゆ) (八会穴の血会)

上背部、第7胸椎棘突起下縁と同じ高さ、後正中線の外方1寸5分。

取り方

第7胸椎棘突起下縁の高さで、後正中線の1.5寸外方に取る。

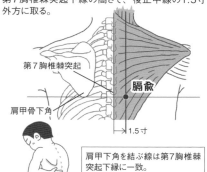

肩甲下角を結ぶ線は第7胸椎棘突起下縁に一致。

主治		
嘔吐	しゃっくり	胃痛

その他:食欲不振、気喘、咳嗽など

解剖	
筋	皮下に僧帽筋・脊柱起立筋がある。
神経	筋枝は副神経・頚神経叢の枝・脊髄神経後枝が、皮枝は胸神経後枝が分布する。
血管	皮下に肋間動脈背枝が走行する。

BL18 肝兪 (かんゆ) (肝の背部兪穴)

上背部、第9胸椎棘突起下縁と同じ高さ、後正中線の外方1寸5分。

取り方

第9胸椎棘突起下縁の高さで、後正中線の1.5寸外方に取る。

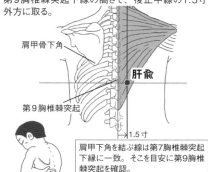

肩甲下角を結ぶ線は第7胸椎棘突起下縁に一致。そこを目安に第9胸椎棘突起を確認。

主治		
黄疸	胸脇部脹痛	精神不安

その他:眼疾患、めまい、背部痛など

解剖	
筋	皮下に僧帽筋・広背筋・脊柱起立筋がある。
神経	筋枝は副神経・頚神経叢の枝・胸背神経・脊髄神経後枝が、皮枝は胸神経後枝が分布する。
血管	皮下に肋間動脈背枝が走行する。

7 足の太陽膀胱経

BL19 胆兪（胆の背部兪穴）

上背部、第10胸椎棘突起下縁と同じ高さ、後正中線の外方1寸5分。

取り方
第10胸椎棘突起下縁の高さで、後正中線の1.5寸外方に取る。

肩甲下角を結ぶ線は第7胸椎棘突起下縁に一致。そこを目安に第10胸椎棘突起を確認。

主治
黄疸	口苦	脇痛

その他：咽頭痛、嘔吐など

解剖
筋	皮下に腰背腱膜・広背筋・脊柱起立筋がある。
神経	筋枝は胸背神経・脊髄神経後枝が、皮枝は胸神経後枝が分布する。
血管	皮下に肋間動脈背枝が走行する。

BL20 脾兪（脾の背部兪穴）

上背部、第11胸椎棘突起下縁と同じ高さ、後正中線の外方1寸5分。

取り方
第11胸椎棘突起下縁の高さで、後正中線の1.5寸外方に取る。

肩甲下角を結ぶ線は第7胸椎棘突起下縁に一致。そこを目安に第11胸椎棘突起を確認。

主治
腹脹	黄疸	嘔吐

その他：下痢、消化不良、浮腫など

解剖
筋	皮下に腰背腱膜・広背筋・脊柱起立筋がある。
神経	筋枝は胸背神経・脊髄神経後枝が、皮枝は胸神経後枝が分布する。
血管	皮下に肋間動脈背枝が走行する。

BL21 胃兪 (いゆ) (胃の背部兪穴)

上背部、第12胸椎棘突起下縁と同じ高さ、後正中線の外方1寸5分。

取り方

第12胸椎棘突起下縁の高さで、後正中線の1.5寸外方に取る。

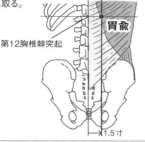

肩甲下角を結ぶ線は第7胸椎棘突起下縁に一致。そこを目安に第12胸椎棘突起を確認。

主治		
胃痛	嘔吐	腹脹

その他:消化不良、腸鳴など

解剖	
筋	皮下に腰背腱膜・広背筋・脊柱起立筋がある。
神経	筋枝は胸背神経・脊髄神経後枝が、皮枝は胸神経後枝が分布する。
血管	皮下に肋間動脈背枝が走行する。

BL22 三焦兪 (さんしょうゆ) (三焦の背部兪穴)

腰部、第1腰椎棘突起下縁と同じ高さ、後正中線の外方1寸5分。

取り方

第1腰椎棘突起下縁の高さで、後正中線の1.5寸外方に取る。

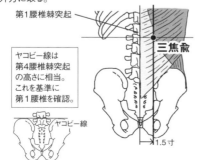

ヤコビー線は第4腰椎棘突起の高さに相当。これを基準に第1腰椎を確認。

主治		
腹脹	消化不良	嘔吐

その他:下痢、浮腫など

解剖	
筋	皮下に腰背腱膜・脊柱起立筋がある。
神経	筋枝は脊髄神経後枝が、皮枝は腰神経後枝が分布する。
血管	皮下に腰動脈背枝が走行する。

7 足の太陽膀胱経

BL23 腎兪(じんゆ)（腎の背部兪穴）

腰部、第2腰椎棘突起下縁と同じ高さ、後正中線の外方1寸5分。

取り方

第2腰椎棘突起下縁の高さで、後正中線の1.5寸外方に取る。

ヤコビー線は第4腰椎棘突起の高さに相当。これを基準に第2腰椎を確認。

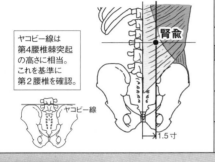

主治

遺精※・遺尿	ED	月経不調

その他：腰痛、難聴、耳鳴り、喘息など

解剖

筋	皮下に腰背腱膜・脊柱起立筋がある。
神経	筋枝は脊髄神経後枝が、皮枝は腰神経後枝が分布する。
血管	皮下に腰動脈背枝が走行する。

※遺精：勃起や性的刺激なしに射精が起こること

BL24 気海兪(きかいゆ)

腰部、第3腰椎棘突起下縁と同じ高さ、後正中線の外方1寸5分。

取り方

第3腰椎棘突起下縁の高さで、後正中線の1.5寸外方に取る。

ヤコビー線は第4腰椎棘突起の高さに相当。これを基準に第3腰椎を確認。

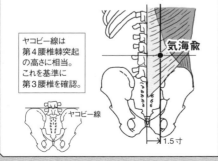

主治

月経痛	腰痛	気喘

その他：下痢、消化不良など

解剖

筋	皮下に腰背腱膜・脊柱起立筋がある。
神経	筋枝は脊髄神経後枝が、皮枝は腰神経後枝が分布する。
血管	皮下に腰動脈背枝が走行する。

BL25 大腸兪 (大腸の背部兪穴)

腰部、第4腰椎棘突起下縁と同じ高さ、後正中線の外方1寸5分。

取り方

第4腰椎棘突起下縁の高さで、後正中線の1.5寸外方に取る。

ヤコビー線は第4腰椎棘突起の高さに相当。これを基準に第4腰椎を確認。

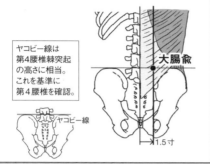

主治

腹痛	腹脹	便の異常

その他：腰痛、坐骨神経痛など

解剖

筋	皮下に腰背腱膜・脊柱起立筋がある。
神経	筋枝は脊髄神経後枝が、皮枝は腰神経後枝が分布する。
血管	皮下に腰動脈背枝が走行する。

暗記のツボ

その13：気海兪と気海、関元兪と関元の関係。

気海兪(膀胱経)と気海(任脈)、関元兪(膀胱経)と関元(任脈)は体幹を隔てて表裏に存在し、それぞれ相対的関係になっている。

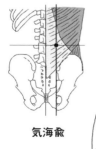
気海兪

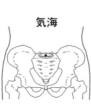
気海

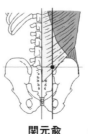
関元兪

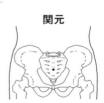
関元

足の太陽膀胱経

BL26 関元兪（かんげんゆ）

腰部、第5腰椎棘突起下縁と同じ高さ、後正中線の外方1寸5分。

取り方

第5腰椎棘突起下縁の高さで、後正中線の1.5寸外方に取る。

ヤコビー線は第4腰椎棘突起の高さに相当。これを基準に第5腰椎を確認。

主治

大小便不利※	腹脹	下痢

その他：遺尿、腰痛、糖尿病など

解剖

筋	皮下に腰背腱膜・仙棘筋がある。
神経	筋枝は脊髄神経後枝が、皮枝は腰神経後枝が分布する。
血管	皮下に腰動脈背枝が走行する。

※大小便不利：大小便の量や回数の減少

BL27 小腸兪（しょうちょうゆ）（小腸の背部兪穴）

仙骨部、第1後仙骨孔と同じ高さ、正中仙骨稜の外方1寸5分。

取り方

左右の上後腸骨棘を結び第2仙骨孔を確認する。

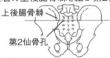

第2仙骨孔から擦上したとき、最初に触れる凹みが第1仙骨孔である。小腸兪は第1仙骨孔の高さで、正中仙骨稜の1.5寸外方に取る。

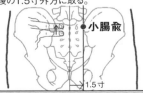

主治

遺精・遺尿	血尿	月経不調

その他：腹痛、腰痛、下痢など

解剖

筋	皮下に腰背腱膜・仙棘筋がある。
神経	筋枝は脊髄神経後枝が、皮枝は中殿皮神経が分布する。
血管	皮下に外側仙骨動脈が走行する。

BL28 膀胱兪（膀胱の背部兪穴）

仙骨部、第2後仙骨孔と同じ高さ、正中仙骨稜の外方1寸5分。

取り方

左右の上後腸骨棘を結び第2仙骨孔を確認する。

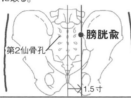

上後腸骨棘の高さは、第2仙骨孔とおおよそ一致するよ！

膀胱兪は第2仙骨孔の高さで、正中仙骨稜の1.5寸外方に取る。

主治

小便不利	遺尿	頻尿

その他：尿閉、腰仙部痛など

解剖

筋	皮下に腰背腱膜・大殿筋・仙棘筋がある。
神経	筋枝は下殿神経・脊髄神経後枝が、皮枝は中殿皮神経が分布する。
血管	外側仙骨動脈が走行する。

BL29 中髎兪

仙骨部、第3後仙骨孔と同じ高さ、正中仙骨稜の外方1寸5分。

取り方

左右の上後腸骨棘を結び第2仙骨孔を確認する。

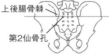

第2仙骨孔から撫で下ろしたとき、最初に触れる凹みが第3仙骨孔である。中髎兪は第3仙骨孔の高さで、正中仙骨稜の1.5寸外方に取る。

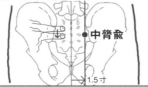

主治

痢疾※	下腹部痛	鼠径部痛

その他：腰痛、坐骨神経痛など

解剖

筋	皮下に大殿筋がある。
神経	筋枝は下殿神経が、皮枝は中殿皮神経が分布する。
血管	皮下に外側仙骨動脈が走行する。

※感染症の下痢

7 足の太陽膀胱経

BL30 白環兪 (はっかんゆ)

仙骨部、第4後仙骨孔と同じ高さ、正中仙骨稜の外方1寸5分。

取り方

左右の上後腸骨棘を結び第2仙骨孔を確認する。

第2仙骨孔から撫で下ろしたとき、2番目に触れる凹みが第4仙骨孔である。白環兪は第4仙骨孔の高さで、正中仙骨稜の1.5寸外方に取る。

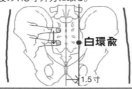

主治

遺精・遺尿	痔	月経不調

その他:下腹部痛、腰下肢痛など

解剖

筋	皮下に大殿筋がある。
神経	筋枝は下殿神経が、皮枝は中殿皮神経が分布する。
血管	皮下に外側仙骨動脈が走行する。

BL31 上髎 (じょうりょう)

仙骨部、第1後仙骨孔。

取り方

左右の上後腸骨棘を結び第2仙骨孔を確認する。

第2仙骨孔から擦上したとき、最初に触れる凹みが第1仙骨孔である。上髎は第1仙骨孔に取る。

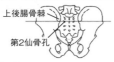
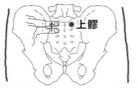

主治

月経不調	ED	痔

その他:坐骨神経痛、子宮脱など

解剖

筋	皮下に腰背腱膜・仙棘筋がある。
神経	筋枝は脊髄神経後枝が、皮枝は中殿皮神経が分布する。
血管	皮下に外側仙骨動脈が走行する。

BL32 次髎 (じりょう)

仙骨部、第2後仙骨孔。

取り方

左右の上後腸骨棘を結び第2仙骨孔を確認する。

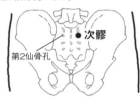

上後腸骨棘の高さは、第2仙骨孔とおおよそ一致するよ!

次髎は第2仙骨孔に取る。

主治		
月経不調	月経痛	痔

その他：腰痛、坐骨神経痛など

解剖

筋	皮下に腰背腱膜・仙棘筋がある。
神経	筋枝は脊髄神経後枝が、皮枝は中殿皮神経が分布する。
血管	皮下に外側仙骨動脈が走行する。

BL33 中髎 (ちゅうりょう)

仙骨部、第3後仙骨孔。

取り方

左右の上後腸骨棘を結び第2仙骨孔を確認する。

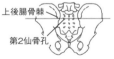

第2仙骨孔から撫で下ろしたとき、最初に触れる凹みが第3仙骨孔である。中髎は第3仙骨孔に取る。

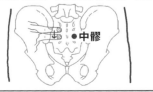

主治		
月経不調	小便不利	痔

その他：便秘、腰痛など

解剖

筋	皮下に腰背腱膜・仙棘筋がある。
神経	筋枝は脊髄神経後枝が、皮枝は中殿皮神経が分布する。
血管	皮下に外側仙骨動脈が走行する。

7 足の太陽膀胱経

BL34 下髎（げりょう）

仙骨部、第4後仙骨孔。

取り方

左右の上後腸棘を結び第2仙骨孔を確認する。

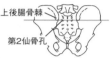

第2仙骨孔から撫で下ろしたとき、2番目に触れる凹みが第4仙骨孔である。下髎は第4仙骨孔に取る。

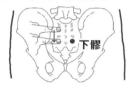

主治		
便の異常	小便不利	痔
その他：陰部掻痒、腰痛など		

解剖	
筋	皮下に腰背腱膜・仙棘筋がある。
神経	筋枝は脊髄神経後枝が、皮枝は中殿皮神経が分布する。
血管	皮下に外側仙骨動脈が走行する。

BL35 会陽（えよう）

殿部、尾骨下端外方5分。

取り方

尾骨下端を確認する。

お尻の割れ目を擦上して、指が止まる所が尾骨下端だよ！

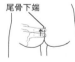

会陽は尾骨下端の5分外方に取る。

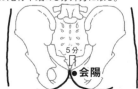

主治		
痔	下痢	ED
その他：血便、おりもの、腰痛など		

解剖	
筋	皮下に大殿筋がある。
神経	筋枝は下殿神経が、皮枝は会陰神経（陰部神経の枝）が分布する。
血管	皮下に下直腸動脈が走行する。

BL36 承扶 (しょうふ)

殿部、殿溝の中点。

取り方

殿溝と大腿後面の中線が交わる所に取る。

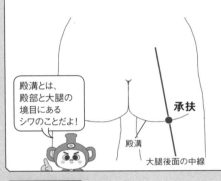

主治

坐骨神経痛	痔	便秘

その他：腰痛、下肢の麻痺など

解剖

筋	皮下に大殿筋・大腿二頭筋長頭がある。
神経	筋枝は下殿神経・脛骨神経が、皮枝は後大腿皮神経が分布する。
血管	皮下に下殿動脈が走行する。

BL37 殷門 (いんもん)

大腿部後面、大腿二頭筋と半腱様筋の間、殿溝の下方6寸。

取り方

承扶(殿溝の中点)と委中(膝窩横紋の中点)を結んだ線上の中点から1寸上に取る。

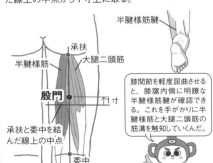

主治

坐骨神経痛	腰痛	大腿部痛

その他：下肢の麻痺、下肢の痺れなど

解剖

筋	皮下に半腱様筋・大腿二頭筋長頭がある。
神経	筋枝は脛骨神経が、皮枝は後大腿皮神経が分布する。
血管	皮下に貫通動脈が走行する。

7 足の太陽膀胱経

BL38 浮郄（ふげき）

膝後面、大腿二頭筋腱の内縁、膝窩横紋の上方1寸。

取り方

大腿二頭筋腱の内側で、膝窩横紋の上方1寸の所に取る。

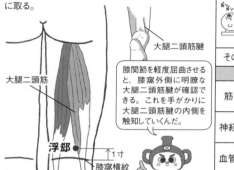

膝関節を軽度屈曲させると、膝窩外側に明瞭な大腿二頭筋腱が確認できる。これを手がかりに大腿二頭筋腱の内側を触知していくんだ。

主治

不眠	殿部の痺れ	便秘

その他：膝関節痛など

解剖

筋	皮下に大腿二頭筋長頭・大腿二頭筋短頭がある。
神経	筋枝は脛骨神経・総腓骨神経が、皮枝は後大腿皮神経が分布する。
血管	皮下に貫通動脈が走行する。

BL39 委陽（いよう）（三焦の下合穴）

膝後外側、大腿二頭筋腱の内縁、膝窩横紋上。

取り方

大腿二頭筋腱の内側で、膝窩横紋上に取る。

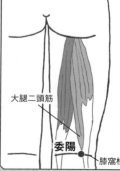

膝関節を軽度屈曲させると、膝窩外側に明瞭な大腿二頭筋腱が確認できる。これを手がかりに大腿二頭筋腱の内側を触知していくんだ。

主治

小便不利	腓腹筋痙攣	腰痛

その他：膝関節痛など

解剖

筋	皮下に大腿二頭筋長頭・大腿二頭筋短頭・腓腹筋がある。
神経	筋枝は脛骨神経・総腓骨神経が、皮枝は後大腿皮神経が分布する。
血管	皮下に外側上膝動脈が走行する。

BL40 委中（膀胱経の合土穴、四総穴、膀胱の下合穴）

膝後面、膝窩横紋の中点。

取り方

膝窩横紋の中点で、膝窩動脈拍動部に取る。

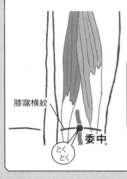

「委中」の「委」は曲がる所の意味。膝関節の真ん中にあるのが、「委中」で外側（陽側）にあるのが「委陽」なんだ。

主治

腰痛	腓腹筋痙攣	小便不利

その他：坐骨神経痛、膝関節痛など

解剖

筋	———
神経	皮枝は後大腿皮神経が分布する。
血管	皮下に膝窩動脈が走行する。

暗記のツボ

その14：附分と合陽の名前の由来とは？

足の太陽膀胱経は後頚部で本経と支脈に分かれる。
このとき、支脈に分かれた所にある経穴が「附分」であるためこの名がつき、本経と支脈が合流する所にある経穴が「合陽」であるためこの名がついた。

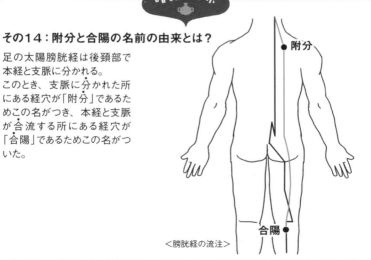

＜膀胱経の流注＞

7 足の太陽膀胱経

BL41 附分（ふぶん）

上背部、第2胸椎棘突起下縁と同じ高さ、後正中線の外方3寸。

取り方

第2胸椎棘突起下縁の高さ（風門の高さ）で、後正中線の3寸外方に取る。

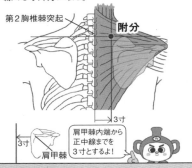

主治		
頚背部痛	上肢の痺れ	感冒

その他：項頚部のこわばりなど

解剖	
筋	皮下に僧帽筋・菱形筋・腸肋筋（腱）がある。
神経	筋枝は副神経・頚神経叢の枝・肩甲背神経・脊髄神経後枝が、皮枝は胸神経後枝が分布する。
血管	皮下に頚横動脈が走行する。

BL42 魄戸（はっこ）

上背部、第3胸椎棘突起下縁と同じ高さ、後正中線の外方3寸。

取り方

第3胸椎棘突起下縁の高さ（肺兪の高さ）で、後正中線の3寸外方に取る。

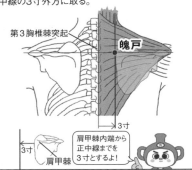

主治		
咳嗽	気喘	頚背部痛

その他：肩こり、喀血など

解剖	
筋	皮下に僧帽筋・菱形筋・腸肋筋（腱）がある。
神経	筋枝は副神経・頚神経叢の枝・肩甲背神経・脊髄神経後枝が、皮枝は胸神経後枝が分布する。
血管	皮下に頚横動脈が走行する。

BL43 膏肓(こうこう)

上背部、第4胸椎棘突起下縁と同じ高さ、後正中線の外方3寸。

取り方

第4胸椎棘突起下縁の高さ(厥陰兪の高さ)で、後正中線の3寸外方に取る。

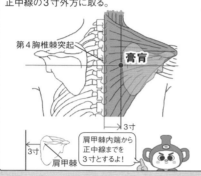

肩甲棘内端から正中線までを3寸とするよ!

主治		
咳嗽	気喘	寝汗

その他:肺結核、遺精、肩こり、健忘など

解剖	
筋	皮下に僧帽筋・菱形筋・腸肋筋(腱)がある。
神経	筋枝は副神経・頚神経叢の枝・肩甲背神経・脊髄神経後枝が、皮枝は胸神経後枝が分布する。
血管	皮下に頚横動脈が走行する。

暗記のツボ

その15:「膏肓」の治療効果の科学的根拠とは?

古来より「膏肓」はさまざまな疾患の治療穴として用いられてきた。東洋医学的には「膏肓」への灸は患者の陽気を旺盛にすることによって病を治すなどと説明されるが、「膏肓」への灸が免疫細胞と副腎皮質の働きを高めることが科学的な実験によってもわかっている。

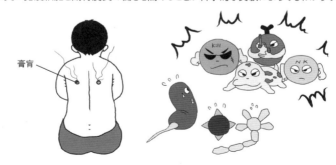

7 足の太陽膀胱経

BL44 神堂（しんどう）

上背部、第5胸椎棘突起下縁と同じ高さ、後正中線の外方3寸。

取り方

第5胸椎棘突起下縁の高さ（心兪の高さ）で、後正中線の3寸外方に取る。

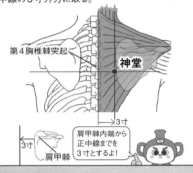

主治		
咳嗽	気喘	背部痛

その他：心痛、ヘルペスなど

解剖	
筋	皮下に僧帽筋・菱形筋・腸肋筋（腱）がある。
神経	筋枝は副神経・頚神経叢の枝・肩甲背神経・脊髄神経後枝が、皮枝は胸神経後枝が分布する。
血管	皮下に頚横動脈が走行する。

BL45 譩譆（いき）

上背部、第6胸椎棘突起下縁と同じ高さ、後正中線の外方3寸。

取り方

第6胸椎棘突起下縁の高さ（督兪の高さ）で、後正中線の3寸外方に取る。

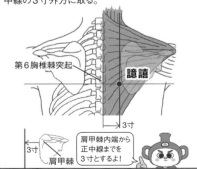

主治		
咳嗽	気喘	背部痛

その他：めまい、肋間神経痛など

解剖	
筋	皮下に菱形筋・腸肋筋（腱）がある。
神経	筋枝は肩甲背神経・脊髄神経後枝が、皮枝は胸神経後枝が分布する。
血管	皮下に頚横動脈深枝が走行する。

BL46 膈関（かくかん）

上背部、第7胸椎棘突起下縁と同じ高さ、後正中線の外方3寸。

取り方

第7胸椎棘突起下縁の高さ（膈兪の高さ）で、後正中線の3寸外方に取る。

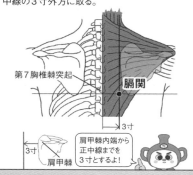

肩甲棘内端から正中線までを3寸とするよ！

主治		
背部痛	しゃっくり	胸脇部痛

その他：げっぷ、肋間神経痛など

解剖	
筋	皮下に広背筋・腸肋筋（腱）がある。
神経	筋枝は胸背神経・脊髄神経後枝が、皮枝は胸神経後枝が分布する。
血管	皮下に肋間動脈背枝が走行する。

BL47 魂門（こんもん）

上背部、第9胸椎棘突起下縁と同じ高さ、後正中線の外方3寸。

取り方

第9胸椎棘突起下縁の高さ（肝兪の高さ）で、後正中線の3寸外方に取る。

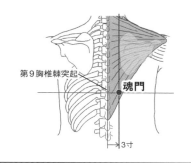

主治		
嘔吐	下痢	背部痛

その他：胸脇苦満、肋間神経痛など

解剖	
筋	皮下に広背筋・腸肋筋（腱）がある。
神経	筋枝は胸背神経・脊髄神経後枝が、皮枝は胸神経後枝が分布する。
血管	皮下に肋間動脈背枝が走行する。

7 足の太陽膀胱経

BL48 陽綱（ようこう）

上背部、第10胸椎棘突起下縁と同じ高さ、後正中線の外方3寸。

取り方

第10胸椎棘突起下縁の高さ(胆兪の高さ)で、後正中線の3寸外方に取る。

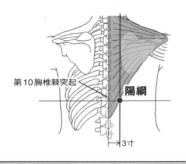

主治

腰痛	下痢	黄疸

その他：肋間神経痛など

解剖

筋	皮下に広背筋・腸肋筋(腱)がある。
神経	筋枝は胸背神経・脊髄神経後枝が、皮枝は胸神経後枝が分布する。
血管	皮下に肋間動脈背枝が走行する。

BL49 意舎（いしゃ）

上背部、第11胸椎棘突起下縁と同じ高さ、後正中線の外方3寸。

取り方

第11胸椎棘突起下縁の高さ(脾兪の高さ)で、後正中線の3寸外方に取る。

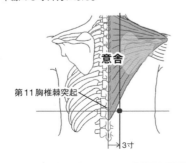

主治

腹脹	下痢	嘔吐

その他：胃痛、嚥下障害など

解剖

筋	皮下に広背筋・腸肋筋(腱)がある。
神経	筋枝は胸背神経・脊髄神経後枝が、皮枝は胸神経後枝が分布する。
血管	皮下に肋間動脈背枝が走行する。

BL50 胃倉（いそう）

上背部、第12胸椎棘突起下縁と同じ高さ、後正中線の外方3寸。

取り方

第12胸椎棘突起下縁の高さ（胃兪の高さ）で、後正中線の3寸外方に取る。

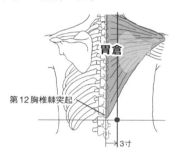

主治		
腹脹	胃痛	食欲不振

その他：背部痛、小児の消化不良など

解剖	
筋	皮下に広背筋・腸肋筋（腱）がある。
神経	筋枝は胸背神経・脊髄神経後枝が、皮枝は胸神経後枝が分布する。
血管	皮下に肋間動脈背枝が走行する。

BL51 肓門（こうもん）

腰部、第1腰椎棘突起下縁と同じ高さ、後正中線の外方3寸。

取り方

第1腰椎棘突起下縁の高さ（三焦兪の高さ）で、後正中線の3寸外方に取る。

ヤコビー線は第4腰椎棘突起の高さに相当。これを基準に第1腰椎棘突起を確認。

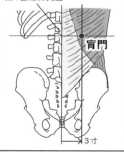

主治		
腹痛	便秘	胃痛

その他：痞塊（腹部のしこり）など

解剖	
筋	皮下に広背筋・脊柱起立筋がある。
神経	筋枝は胸背神経・脊髄神経後枝が、皮枝は腰神経後枝が分布する。
血管	皮下に腰動脈背枝が走行する。

7 足の太陽膀胱経

BL52 志室(ししつ)

腰部、第2腰椎棘突起下縁と同じ高さ、後正中線の外方3寸。

取り方

第2腰椎棘突起下縁の高さで、後正中線の3寸外方に取る。

ヤコビー線は第4腰椎棘突起の高さに相当。これを基準に第2腰椎棘突起を確認。

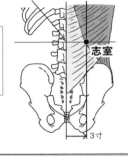

主治

| 遺精 | ED | 月経不順 |

その他：健忘腰痛など

解剖

筋	皮下に広背筋・脊柱起立筋がある。
神経	筋枝は胸背神経・脊髄神経後枝が、皮枝は腰神経後枝が分布する。
血管	皮下に腰動脈背枝が走行する。

BL53 胞肓(ほうこう)

殿部、第2後仙骨孔と同じ高さ、正中仙骨稜の外方3寸。

取り方

左右の上後腸骨棘を結び第2仙骨孔を確認する。

上後腸骨棘の高さは、第2仙骨孔とおおよそ一致するよ！

胞肓は第2仙骨孔高さで、正中仙骨稜の3寸外方に取る。

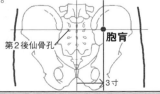

主治

| 腹脹 | 排尿困難 | 月経不順 |

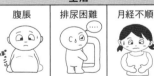

その他：不妊症、腰痛、坐骨神経痛など

解剖

筋	皮下に大殿筋・中殿筋がある。
神経	筋枝は下殿神経・上殿神経が、皮枝は中殿皮神経・上殿皮神経が分布する。
血管	皮下に上殿動脈・下殿動脈が走行する。

BL54 秩辺(ちっぺん)

殿部、第4後仙骨孔と同じ高さ、正中仙骨稜の外方3寸。

取り方

左右の上後腸骨棘を結び第2仙骨孔を確認する。

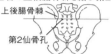

第2仙骨孔から撫で下ろしたとき、2番目に触れる凹みが第4仙骨孔である。秩辺は第4仙骨孔高さで、正中仙骨稜の3寸外方に取る。

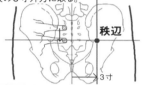

主治		
痔	小便不利	便秘

その他:腰痛、坐骨神経痛、股関節痛など

解剖

筋	皮下に大殿筋・中殿筋がある。
神経	筋枝は下殿神経・上殿神経が、皮枝は中殿皮神経・上殿皮神経が分布する。
血管	皮下に上殿動脈・下殿動脈が走行する。

BL55 合陽(ごうよう)

下腿後面、腓腹筋外側頭と内側頭の間、膝窩横紋の下方2寸。

取り方

アキレス腱後面を擦上して指が止まる所にある承山(P118)を確認。

膝窩横紋の中点(委中)と承山を結ぶ線を4等分し、委中から1/4の所に取る。

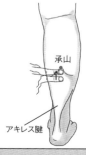
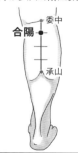

主治		
腰痛	腓腹筋痙攣	坐骨神経痛

その他:不正性器出血、下肢痛など

解剖

筋	皮下に腓腹筋がある。
神経	筋枝は脛骨神経が、皮枝は内側腓腹皮神経が分布する。
血管	皮下に後脛骨動脈が走行する。

足の太陽膀胱経

BL56 承筋 (しょうきん)

下腿後面、腓腹筋の両筋腹の間、膝窩横紋の下方5寸。

取り方

アキレス腱後面を擦上して指が止まる所にある承山を確認。

膝窩横紋の中点(委中)と承山を結ぶ線の中点の下方1寸の所に取る。

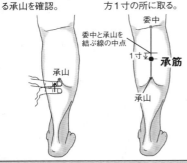

主治

痔	腰痛	腓腹筋痙攣

その他：便秘、坐骨神経痛など

解剖

筋	皮下に腓腹筋がある。
神経	筋枝は脛骨神経が、皮枝は内側腓腹皮神経が分布する。
血管	皮下に後脛骨動脈が走行する。

BL57 承山 (しょうざん)

下腿後面、腓腹筋筋腹とアキレス腱の移行部。

取り方

アキレス腱の後面を擦上して指が止まる所に取る。

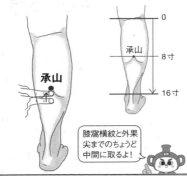

膝窩横紋と外果尖までのちょうど中間に取るよ！

主治

痔	便秘	腰痛

その他：腓腹筋痙攣、坐骨神経痛など

解剖

筋	皮下に腓腹筋・アキレス腱がある。
神経	筋枝は脛骨神経が、皮枝は内側腓腹皮神経が分布する。
血管	皮下に後脛骨動脈が走行する。

BL58 飛揚(膀胱経の絡穴)

下腿後外側、腓腹筋外側頭下縁とアキレス腱の間、崑崙の上方7寸。

取り方

アキレス腱後面を擦上して指が止まる所にある承山(P118)を確認。承山の下方1寸の高さでアキレス腱の際に取る。

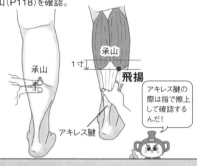

主治

頭痛 / 痔 / めまい

その他：腰背痛、下肢痛など

解剖

筋	皮下に腓腹筋・ヒラメ筋・アキレス腱がある。
神経	筋枝は脛骨神経が、皮枝は外側腓腹皮神経が分布する。
血管	皮下に腓骨動脈が走行する。

BL59 跗陽(陽蹻脈の郄穴)

下腿後外側、腓骨とアキレス腱の間、崑崙の上方3寸。

取り方

外果尖とアキレス腱の間に崑崙(P120)を取る。跗陽は崑崙の上方3寸の所に取る。

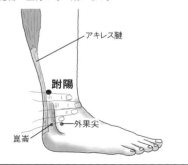

主治

頭痛 / 頭重 / 腰下肢痛

その他：下肢麻痺、足関節痛など

解剖

筋	皮下に短腓骨筋・ヒラメ筋・アキレス腱がある。
神経	筋枝は浅腓骨神経・脛骨神経が、皮枝は腓腹神経が分布する。
血管	皮下に腓骨動脈が走行する。

7 足の太陽膀胱経

BL60 崑崙（こんろん）（膀胱経の経火穴）

足関節後外側、外果尖とアキレス腱の間の陥凹部。

取り方

外果尖とアキレス腱の間に取る。

「崑崙」は中国の崑崙山の意味。外果の大きな隆起を「崑崙山」に例えているんだ！

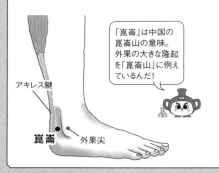

主治

頭痛	腰痛	めまい

その他：坐骨神経痛、難産など

解剖

筋	皮下にアキレス腱がある。
神経	皮枝は腓腹神経が分布する。
血管	皮下に腓骨動脈が走行する。

BL61 僕参（ぼくしん）

足外側、崑崙の下方、踵骨外側、赤白肉際。

取り方

外果尖の後下方で、踵骨隆起の前下方の凹みに取る。

僕参は表裏の境目にあるんだ！

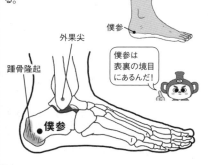

主治

腓腹筋痙攣	踵の痛み	腰痛

その他：アキレス腱の痛み、こむらがえり、膝の腫れなど

解剖

筋	———
神経	皮枝は外側踵骨枝（腓腹神経の枝）が分布する。
血管	皮下に踵骨枝（腓骨動脈の枝）が走行する。

BL62 申脈 (八脈交会穴)
しんみゃく

足外側、外果尖の直下、外果下縁と踵骨の間の陥凹部。

取り方

外果下縁の直下と踵骨の間の凹んだ所に取る。

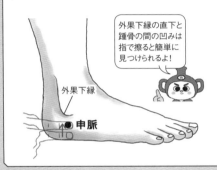

外果下縁の直下と踵骨の間の凹みは指で擦ると簡単に見つけられるよ！

主治		
精神不安	不眠	頭痛

その他：めまい、腰痛など

解剖	
筋	皮下に長腓骨筋(腱)・短腓骨筋(腱)がある。
神経	筋枝は浅腓骨神経が、皮枝は外側足背皮神経が分布する。
血管	皮下に外果動脈網(腓骨動脈の枝)が走行する。

BL63 金門 (膀胱経の郄穴)
きんもん

足背、外果前縁の遠位、第5中足骨粗面の後方、立方骨下方の陥凹部。

取り方

第5中足骨を指で擦ってゆくと、立方骨下方の凹みが確認できる。金門はその凹みに取る。

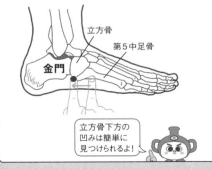

立方骨下方の凹みは簡単に見つけられるよ！

主治		
てんかん	腰痛	下肢痛

その他：足関節痛など

解剖	
筋	皮下に長腓骨筋(腱)・短腓骨筋(腱)がある。
神経	筋枝は浅腓骨神経が、皮枝は外側足背皮神経が分布する。
血管	皮下に外果動脈網(外側足根動脈の枝)が走行する。

7 足の太陽膀胱経

BL64 京骨（膀胱の原穴）

足外側、第5中足骨粗面の遠位、赤白肉際。

取り方

第5中足骨を指で擦ってゆくと、最初に指が止まる凹みが確認できる。京骨はその凹みに取る。

京骨は表裏の境目にあるよ!

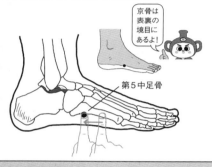

主治

てんかん	頭痛	腰痛

その他：坐骨神経痛、大腿部痛など

解剖

筋	皮下に小指外転筋がある。
神経	筋枝は外側足底神経が、皮枝は外側足背皮神経が分布する。
血管	皮下に外側足根動脈の枝が走行する。

BL65 束骨（膀胱経の兪木穴）

足外側、第5中足指節関節外側の近位陥凹部、赤白肉際。

取り方

第5中足骨をつま先に向かって擦っていったとき、指が止まる所に取る。

束骨は表裏の境目にあるよ!

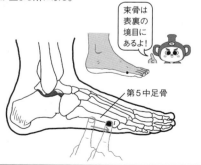

主治

頭痛	めまい	嘔吐

その他：腰背部痛、下肢痛など

解剖

筋	皮下に小指外転筋がある。
神経	筋枝は外側足底神経（脛骨神経）が、皮枝は外側足背皮神経（腓腹神経の枝）が分布する。
血管	皮下に背側指動脈が走行する。

BL66 足通谷 (膀胱経の滎水穴)

足の第5指、第5中足指節関節外側の遠位陥凹部、赤白肉際。

取り方

第5中指節関節の遠位外側の凹みに取る。(第5指の外側を指で擦ったとき、指が止まる所)

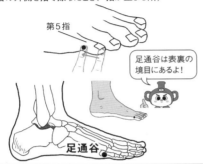

足通谷は表裏の境目にあるよ!

主治		
頭痛	めまい	精神不安

その他:鼻血、頚のこわばり、しもやけなど

解剖	
筋	―
神経	皮枝は外側足背皮神経(腓腹神経の枝)が分布する。
血管	皮下に背側指動脈が走行する。

BL67 至陰 (膀胱経の井金穴)

足の第5指、末節骨外側、爪甲角の近位外方1分(指寸)、爪甲外側縁の垂線と爪甲基底部の水平線の交点。

取り方

足の第5指爪根部に引いた線と、外側縁に引いた線が交わる所に取る。

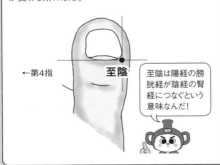

至陰は陽経の膀胱経が陰経の腎経につなぐという意味なんだ!

主治		
逆子	頭痛	眼痛

その他:鼻づまり、腓腹筋痙攣など

解剖	
筋	―
神経	皮枝は外側足背皮神経(腓腹神経の枝)が分布する。
血管	皮下に背側指動脈が走行する。

足の太陽膀胱経

その16:「至陰」への灸が逆子を矯正する機序とは？

「至陰」への灸刺激が逆子の矯正に有効なことはよく知られている。これは「至陰」への灸刺激によって母体の子宮を活発化することに加え、胎児の心拍数が増えることにより、胎児自体の運動も活発になることが確認されており、これらが胎児の子宮内での移動を促しているのではないかと考えられている。

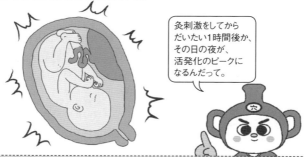

灸刺激をしてからだいたい1時間後か、その日の夜が、活発化のピークになるんだって。

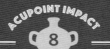

足の少陰腎経

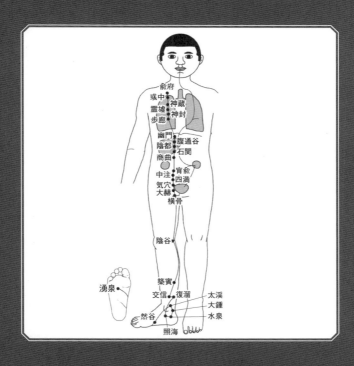

8 足の少陰腎経

KI1 湧泉 (腎経の井木穴)

足底、足指屈曲時、足底の最陥凹部。

取り方

足指を屈曲したとき、足底にできる最も凹む所に取る。

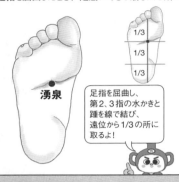

足指を屈曲し、第2、3指の水かきと踵を線で結び、遠位から1/3の所に取るよ!

主治

めまい	頭痛	失語

その他:ヒステリー、熱中症、高血圧症など

解剖

筋	皮下に足底腱膜・短指屈筋がある。
神経	筋枝は内側足底神経が、皮枝は内側足底神経が分布する。
血管	皮下に底側中足動脈が走行する。

KI2 然谷 (腎経の榮火穴)

足内側、舟状骨粗面の下方、赤白肉際。

取り方

舟状骨粗面を確認する。

内果の前下方にあるでっぱりが舟状骨粗面だよ!

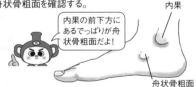

然谷は舟状骨粗面の直下で、表裏の境目に取る。

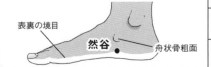

主治

月経不調	ED	排尿障害

その他:遺精、高血圧症など

解剖

筋	皮下は後脛骨筋(腱)・母指外転筋がある。
神経	筋枝は脛骨神経・内側足底神経が、皮枝は内側足底神経が分布する。
血管	皮下は内側足底動脈が走行する。

KI3 太渓(たいけい)（腎の原穴、腎経の兪土穴）

足関節後内側、内果尖とアキレス腱の間の陥凹部。

取り方

内果尖とアキレス腱の間の凹みで、後脛骨動脈拍動部に取る。

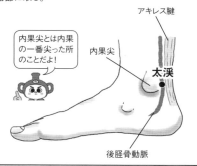

主治

難聴	歯痛	めまい

その他：喘息、咳嗽、生理不順、不眠など

解剖

筋	皮下に長指屈筋（腱）・アキレス腱がある。
神経	筋枝は脛骨神経が、皮枝は伏在神経が分布する。
血管	皮下に後脛骨動脈が走行する。

暗記のツボ

その17：井穴で唯一指先に存在しない「湧泉」

「湧泉」は井穴で唯一指先に存在しない。しかし、足の太陽膀胱経と足の少陰腎経の「陰陽の気」の切り替えは第5指端で行われる。

手の太陰肺経	少商	手の第1指
手の陽明大腸経	商陽	手の第2指
足の陽明胃経	厲兌	足の第2指
足の太陰脾経	隠白	足の第1指
手の少陰心経	少衝	手の第5指
手の太陽小腸経	少沢	手の第5指
足の太陽膀胱経	至陰	足の第5指
足の少陰腎経	湧泉	足底
手の厥陰心包経	中衝	手の第3指
手の少陽三焦経	関衝	手の第4指
足の少陽胆径	足竅陰	足の第4指
足の厥陰肝経	大敦	足の第1指

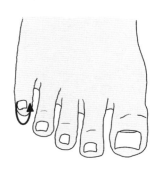

足の少陰腎経

KI4 大鍾(だいしょう)（腎経の絡穴）

足内側、内果後下方、踵骨上方、アキレス腱付着部内側前方の陥凹部。

取り方

内果尖とアキレス腱の間の凹みに太渓(P127)を取る。

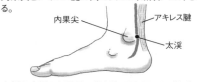

大鍾は太渓から踵骨に指を撫で下ろして、指が止まる凹む所に取る。

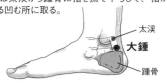

主治

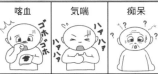

喀血　気喘　痴呆

その他：腰背部痛、踵の痛み、アキレス腱炎など

解剖

筋	皮下にアキレス腱がある。
神経	皮枝は伏在神経が分布する。
血管	皮下に後脛骨動脈が走行する。

KI5 水泉(すいせん)（腎経の郄穴）

足内側、太渓の下方1寸、踵骨隆起前方の陥凹部。

取り方

内果尖とアキレス腱の間の凹みに太渓(P127)を取る。

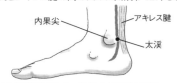

水泉は太渓の下方1寸、踵骨上の凹みに取る。

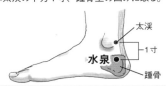

主治

月経不調　小便不利　視力低下

その他：アキレス腱の痛み、月経痛、踵骨痛など

解剖

筋	───
神経	皮枝は伏在神経・内側踵骨枝（脛骨神経の枝）が分布する。
血管	皮下に踵骨枝（後脛骨動脈の枝）が走行する。

K16 照海(しょうかい) (八脈交会穴)

足内側、内果尖の下方1寸、内果下方の陥凹部。

取り方

内果尖の下方1寸の凹みに取る。

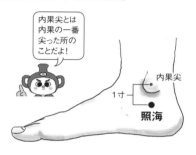

主治

精神不安	月経不順	頭痛

その他：めまい、耳鳴り、肘関節痛など

解剖

筋	皮下に後脛骨筋(腱)・長指屈筋(腱)がある。
神経	筋枝は脛骨神経が、皮枝は伏在神経が分布する。
血管	皮下に後脛骨動脈が走行する。

K17 復溜(ふくりゅう) (腎経の経金穴)

下腿後内側、アキレス腱の前縁、内果尖の上方2寸。

取り方

内果尖とアキレス腱の間の凹みに太渓(P127)を取る。

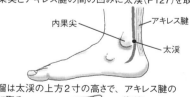

復溜は太渓の上方2寸の高さで、アキレス腱の際に取る。

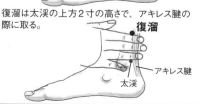

主治

足の浮腫	下痢	寝汗

その他：腰痛、アキレス腱の痛みなど

解剖

筋	皮下に長母指屈筋・長指屈筋・ヒラメ筋・アキレス腱がある。
神経	筋枝は脛骨神経が、皮枝は伏在神経が分布する。
血管	皮下に後脛骨動脈が走行する。

8 足の少陰腎経

KI8 交信（陰蹻脈の郄穴）

下腿内側、脛骨内縁の後方の陥凹部、内果尖の上方2寸。

取り方

内果尖の上方2寸の高さ（復溜）で、アキレス腱の際と脛骨内縁後方の間の凹みに取る。

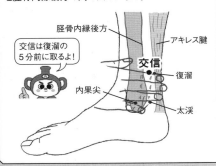

交信は復溜の5分前に取るよ！

主治

月経不調	下痢	冷え症

その他：不正性器出血、睾丸痛など

解剖

筋	皮下に後脛骨筋・長指屈筋がある。
神経	筋枝は脛骨神経が、皮枝は伏在神経が分布する。
血管	皮下に後脛骨動脈が走行する。

KI9 築賓（陰維脈の郄穴）

下腿後内側、ヒラメ筋とアキレス腱の間、内果尖の上方5寸。

取り方

陰谷（膝窩横紋の高さ）と太渓（内果尖の高さ）を線で結び、これを15寸とする。

築賓はこの線を3等分し、太渓から1/3の所で、アキレス腱の際に取る（太渓から上方5寸）。

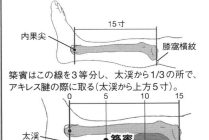

主治

食中毒	精神不安	痔

その他：鼡径部ヘルニア、脛骨部の痛みなど

解剖

筋	皮下にヒラメ筋・アキレス腱がある。
神経	筋枝は脛骨神経が、皮枝は伏在神経が分布する。
血管	皮下に後脛骨動脈が走行する。

KI10 陰谷 （腎経の合水穴）

膝後内側、半腱様筋腱の外縁、膝窩横紋上。

取り方

膝関節を軽く屈曲させ、半腱様筋腱を確認する。

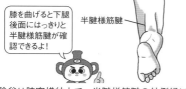

陰谷は膝窩横紋上で、半腱様筋腱の外側縁に取る。

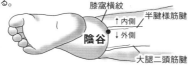

主治

ED	月経不調	小便不利

その他：不正性器出血、膝痛、精神不安など

解剖

筋	皮下に半腱様筋(腱)・腓腹筋(内側頭)がある。
神経	筋枝は脛骨神経が、皮枝は伏在神経が分布する。
血管	皮下に内側下膝動脈が走行する。

KI11 横骨

下腹部、臍中央の下方5寸、前正中線の外方5分。

取り方

臍の中央の5寸下の高さで、前正中線の外方5分の所に取る(曲骨の5分外方)。

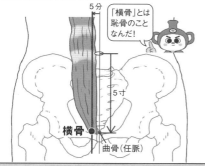

主治

陰部痛	小便不利	ED

その他：月経不調、遺精、排尿障害など

解剖

筋	皮下に錐体筋・腹直筋がある。
神経	筋枝は肋間神経が、皮枝は腸骨下腹神経(前皮枝)・腸骨鼡径神経が分布する。
血管	皮下に浅腹壁動脈・下腹壁動脈が走行する。

8 足の少陰腎経

KI12 大赫(だいかく)

下腹部、臍中央の下方4寸、前正中線の外方5分。

取り方

臍の中央の4寸下の高さで、前正中線の外方5分の所に取る(中極の5分外方)。

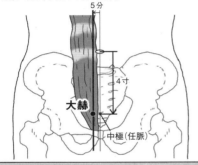

主治

| 陰部痛 | ED | 遺精 |

その他：おりものなど

解剖

筋	皮下に腹直筋がある。
神経	筋枝は肋間神経が、皮枝は腸骨下腹神経(前皮枝)が分布する。
血管	皮下に浅腹壁動脈・下腹壁動脈が走行する。

KI13 気穴(きけつ)

下腹部、臍中央の下方3寸、前正中線の外方5分。

取り方

臍の中央の3寸下の高さで、前正中線の外方5分の所に取る(関元の5分外方)。

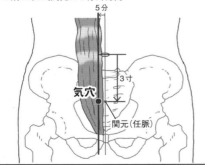

主治

| 月経不調 | 小便不利 | 下痢 |

その他：腹痛、腰痛など

解剖

筋	皮下に腹直筋がある。
神経	筋枝は肋間神経が、皮枝は肋間神経(前皮枝)・腸骨下腹神経(前皮枝)が分布する。
血管	皮下に浅腹壁動脈・下腹壁動脈が走行する。

KI14 四満 (しまん)

下腹部、臍中央の下方2寸、前正中線の外方5分。

取り方

臍の中央の2寸下の高さで、前正中線の外方5分の所に取る(石門の5分外方)。

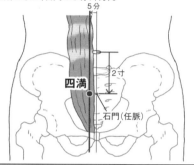

主治

腹痛	月経不調	腹脹

その他:不正性器出血、不妊症、遺精など

解剖

筋	皮下に腹直筋がある。
神経	筋枝は肋間神経が、皮枝は肋間神経(前皮枝)が分布する。
血管	皮下に浅腹壁動脈・下腹壁動脈が走行する。

KI15 中注 (ちゅうちゅう)

下腹部、臍中央の下方1寸、前正中線の外方5分。

取り方

臍の中央の1寸下の高さで、前正中線の外方5分の所に取る(陰交の5分外方)。

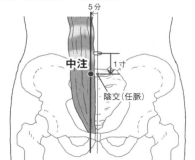

主治

月経不順	腹痛	便秘

その他:腰痛、下痢など

解剖

筋	皮下に腹直筋がある。
神経	筋枝は肋間神経が、皮枝は肋間神経(前皮枝)が分布する。
血管	皮下に浅腹壁動脈・下腹壁動脈が走行する。

8 足の少陰腎経

KI16 肓兪 (こうゆ)

上腹部、臍中央の外方5分。

取り方

神闕(臍の中央)から外方に5分の所に取る。

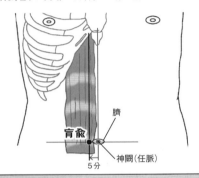

主治

腹痛	便の異常	月経不調

その他:腹脹、鼡径部痛など

解剖

筋	皮下に腹直筋がある。
神経	筋枝は肋間神経が、皮枝は肋間神経(前皮枝)が分布する。
血管	皮下に浅腹壁動脈・下腹壁動脈・上腹壁動脈が走行する。

KI17 商曲 (しょうきょく)

上腹部、臍中央の上方2寸、前正中線の外方5分。

取り方

臍から外方に5分の垂直線上、神闕(臍の中央)の上方2寸の所で腹直筋上に取る(下脘の5分外方)。

商曲の「商」は五行で「金」、すなわち大腸を意味する。商曲は大腸が曲がっている所にある経穴ということなんだ。

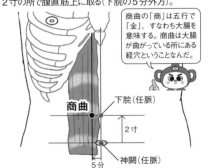

主治

腹痛	便の異常	食欲不振

その他:臍周囲の痛みなど

解剖

筋	皮下に腹直筋がある。
神経	筋枝は肋間神経が、皮枝は肋間神経(前皮枝)が分布する。
血管	皮下に肋間動脈・上腹壁動脈が走行する。

KI18 石関（せきかん）

上腹部、臍中央の上方3寸、前正中線の外方5分。

取り方

臍から外方に5分の垂直線上、神闕（臍の中央）の上方3寸の所で腹直筋上に取る（建里の5分外方）。

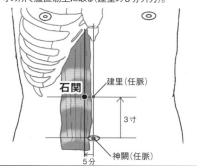

主治

腹痛	嘔吐	便秘

その他：不妊、産後の腹痛、しゃっくりなど

解剖

筋	皮下に腹直筋がある。
神経	筋枝は肋間神経が、皮枝は肋間神経（前皮枝）が分布する。
血管	皮下に肋間動脈・上腹壁動脈が走行する。

KI19 陰都（いんと）

上腹部、臍中央の上方4寸、前正中線の外方5分。

取り方

臍から外方に5分の垂直線上、神闕（臍の中央）の上方4寸の所で腹直筋上に取る（中脘の5分外方）。

陰都は別名「食宮」「食府」と呼ばれ、食べ物が蓄えられる所にある経穴という意味だよ！

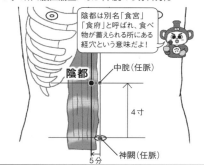

主治

腹痛	嘔吐	下痢

その他：しゃっくりなど

解剖

筋	皮下に腹直筋がある。
神経	筋枝は肋間神経が、皮枝は肋間神経（前皮枝）が分布する。
血管	皮下に肋間動脈・上腹壁動脈が走行する。

KI20 腹通谷 (はらつうこく)

上腹部、臍中央の上方5寸、前正中線の外方5分。

取り方

臍から外方に5分の垂直線上、神闕(臍の中央)の上方5寸の所で腹直筋上に取る(上脘の5分外方)。

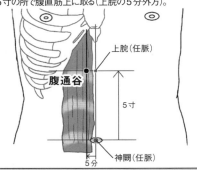

主治

腹痛　腹脹　嘔吐

その他:嘔吐、心痛、咳嗽、顔面神経麻痺など

解剖

筋	皮下に腹直筋がある。
神経	筋枝は肋間神経が、皮枝は肋間神経(前皮枝)が分布する。
血管	皮下に肋間動脈・上腹壁動脈が走行する。

KI21 幽門 (ゆうもん)

上腹部、臍中央の上方6寸、前正中線の外方5分。

取り方

臍から外方に5分の垂直線上、神闕(臍の中央)の上方6寸の所で腹直筋上に取る(巨闕の5分外方)。

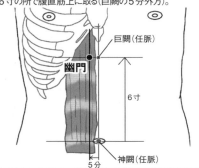

主治

腹痛　腹脹　下痢

その他:消化不良、嘔吐、妊娠悪阻など

解剖

筋	皮下に腹直筋がある。
神経	筋枝は肋間神経が、皮枝は肋間神経(前皮枝)が分布する。
血管	皮下に肋間動脈・上腹壁動脈が走行する。

その18：経穴の「幽門」と解剖学的な「幽門」の位置関係とは？

「幽門」は西洋医学でいう「幽門」の付近というより、どちらかというと胃の上部にある「噴門」付近に存在する。

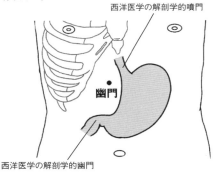

KI22 歩廊(ほろう)

前胸部、第5肋間、前正中線の外方2寸。

取り方

前正中線の外方2寸で第5肋間に取る。

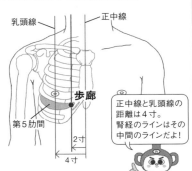

正中線と乳頭線の距離は4寸。
腎経のラインはその中間のラインだよ！

主治		
咳嗽	気喘	胸痛

その他：嘔吐、肋間神経痛など

解剖	
筋	皮下に大胸筋・肋間筋がある。
神経	筋枝は内側・外側胸筋神経・肋間神経が、皮枝は肋間神経(前皮枝)が分布する。
血管	皮下に胸肩峰動脈・内胸動脈が走行する。

8 足の少陰腎経

KI23 神封（しんぽう）

前胸部、第4肋間、前正中線の外方2寸。

取り方

前正中線の外方2寸で第4肋間に取る（膻中の外方2寸）。

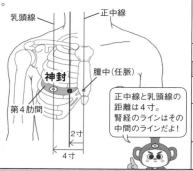

主治

心痛	咳嗽	気喘

その他：嘔吐、肋間神経痛など

解剖

筋	皮下に大胸筋・肋間筋がある。
神経	筋枝は内側・外側胸筋神経・肋間神経が、皮枝は肋間神経（前皮枝）が分布する。
血管	皮下に胸肩峰動脈・内胸動脈が走行する。

KI24 霊墟（れいきょ）

前胸部、第3肋間、前正中線の外方2寸。

取り方

前正中線の外方2寸で第3肋間に取る（玉堂の外方2寸）。

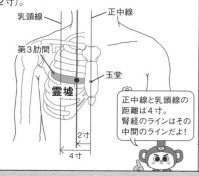
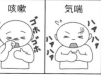

主治

咳嗽	気喘	胸痛

その他：嘔吐、肋間神経痛など

解剖

筋	皮下に大胸筋・肋間筋がある。
神経	筋枝は内側・外側胸筋神経・肋間神経が、皮枝は肋間神経（前皮枝）が分布する。
血管	皮下に胸肩峰動脈・内胸動脈が走行する。

KI25 神蔵 (しんぞう)

前胸部、第2肋間、前正中線の外方2寸。

取り方

前正中線の外方2寸で第2肋間に取る(紫宮の外方2寸)。

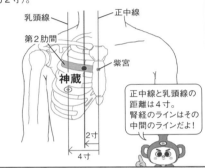

主治

咳嗽	気喘	胸痛

その他:嘔吐、食欲不振など

解剖

筋	皮下に大胸筋・肋間筋がある。
神経	筋枝は内側・外側胸筋神経・肋間神経が、皮枝は肋間神経(前皮枝)が分布する。
血管	皮下に胸肩峰動脈・内胸動脈が走行する。

KI26 彧中 (いくちゅう)

前胸部、第1肋間、前正中線の外方2寸。

取り方

前正中線の外方2寸で第1肋間に取る(華蓋の外方2寸)。

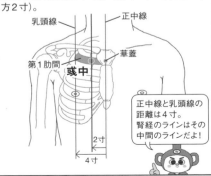

主治

咳嗽	気喘	胸脇脹満

その他:痰、食欲不振など

解剖

筋	皮下に広頚筋・大胸筋・肋間筋がある。
神経	筋枝は顔面神経(頚枝)・内側・外側胸筋神経・肋間神経が、皮枝は鎖骨上神経・肋間神経(前皮枝)が分布する。
血管	皮下に胸肩峰動脈・内胸動脈が走行する。

8 足の少陰腎経

KI27 兪府

前胸部、鎖骨下縁、前正中線の外方2寸。

取り方

前正中線の外方2寸で鎖骨の下方に取る。

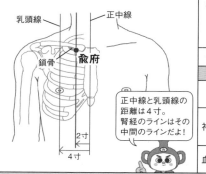

正中線と乳頭線の距離は4寸。
腎経のラインはその中間のラインだよ！

主治		
咳嗽	気喘	胸痛

その他：食欲不振、嘔吐など

解剖	
筋	皮下に広頚筋・大胸筋・鎖骨下筋がある。
神経	筋枝は顔面神経（頚枝）・内側・外側胸筋神経・鎖骨下筋神経が、皮枝は鎖骨上神経が分布する。
血管	皮下に胸肩峰動脈・内胸動脈が走行する。

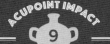

手の厥陰心包経

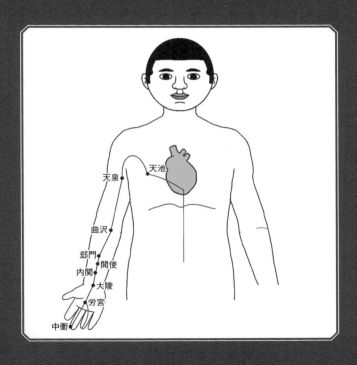

9 手の厥陰心包経

PC1 天池(てんち)

前胸部、第4肋間、前正中線の外方5寸。

取り方

第4肋間で、乳頭の外方1寸の所に取る(乳中の外方1寸)。

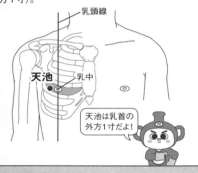

天池は乳首の外方1寸だよ!

主治

心痛	胸脇痛	咳嗽

その他:胸悶、気喘、肋間神経痛など

解剖

筋	皮下に大胸筋・小胸筋・肋間筋がある。
神経	筋枝は内側・外側胸筋神経・肋間神経が、皮枝は肋間神経(外側皮枝)が分布する。
血管	皮下に胸肩峰動脈・外側胸動脈・肋間動脈が走行する。

PC2 天泉(てんせん)

上腕前面、上腕二頭筋長頭と短頭の間、腋窩横紋前端の下方2寸。

取り方

上腕二頭筋の長頭と短頭の間を確認する。

上腕二頭筋の筋腹を指で強く擦ると長頭と短頭の筋溝が確認できるよ!

天泉は上腕二頭筋長頭と短頭の間で、腋窩横紋の2寸下方に取る。

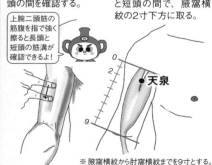

※腋窩横紋から肘窩横紋までを9寸とする。

主治

心痛	咳嗽	上腕内側痛

その他:胸脇部痛など

解剖

筋	皮下に上腕二頭筋がある。
神経	筋枝は筋皮神経が、皮枝は内側・外側上腕皮神経が分布する。
血管	皮下に上腕動脈が走行する。

PC3 曲沢（きょくたく）（心包経の合水穴）

肘前面、肘窩横紋上、上腕二頭筋腱内方の陥凹部。

取り方

肘を軽度屈曲させると、上腕二頭筋腱が緊張する。肘窩横紋と上腕二頭筋腱の内側陥凹部が交差した所に取る。

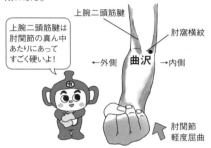

主治		
心痛	胃痛	嘔吐

その他：肘関節痛、心悸、熱病など

解剖

筋	皮下に上腕二頭筋(腱)・上腕筋がある。
神経	筋枝は筋皮神経が、皮枝は内側前腕皮神経が分布する。
血管	皮下に上腕動脈が走行する。

PC4 郄門（げきもん）（心包経の郄穴）

前腕前面、長掌筋腱と橈側手根屈筋腱の間、手関節掌側横紋の上方5寸。

取り方

すべての指を合わせた状態で軽く手関節を掌屈し、長掌筋腱と橈側手根屈筋腱を確認する。

郄門は肘窩横紋と手関節横紋を結ぶ線の中点の1寸下の高さで長掌筋腱と橈側手根屈筋腱の間に取る。

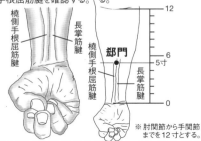

※肘関節から手関節までを12寸とする。

主治		
心痛	心悸	吐血

その他：喀血、上肢痛など

解剖

筋	皮下に橈側手根屈筋(腱)・長掌筋(腱)・浅指屈筋がある。
神経	筋枝は正中神経が、皮枝は内側・外側前腕皮神経が分布する。
血管	皮下に前骨間動脈が走行する。

9 手の厥陰心包経

PC5 間使（心包経の経金穴）

前腕前面、長掌筋腱と橈側手根屈筋腱の間、手関節掌側横紋の上方3寸。

取り方

すべての指を合わせた状態で、軽く手関節を掌屈し、長掌筋腱と橈側手根屈筋腱を確認する。

間使は手関節掌側横紋の3寸上の高さで、長掌筋腱と橈側手根屈筋腱の間に取る。

主治

心痛	心悸	精神不安

その他：失語症、悪心など

解剖

筋	皮下に橈側手根屈筋（腱）・長掌筋（腱）・浅指屈筋がある。
神経	筋枝は正中神経が、皮枝は内側・外側前腕皮神経が分布する。
血管	皮下に前骨間動脈が走行する。

PC6 内関（心包経の絡穴、八脈交会穴）

前腕前面、長掌筋腱と橈側手根屈筋腱の間、手関節掌側横紋の上方2寸。

取り方

すべての指を合わせた状態で、軽く手関節を掌屈し、長掌筋腱と橈側手根屈筋腱を確認する。

内関は手関節掌側横紋の2寸上の高さで、長掌筋腱と橈側手根屈筋腱の間に取る。

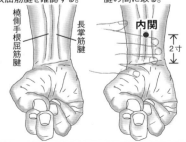

主治

心痛	心悸	精神不安

その他：悪心、嘔吐、つわり、胃痛など

解剖

筋	皮下に橈側手根屈筋（腱）・長掌筋（腱）・浅指屈筋がある。
神経	筋枝は正中神経が、皮枝は内側・外側前腕皮神経が分布する。
血管	皮下に前骨間動脈が走行する。

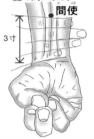

暗記のツボ

その19：「内関」の心臓血管に対する治療効果とは？

「内関」には心臓血管系統に対し作用し、血圧の調整や心拍数の調整、心臓の収縮力を高める。動物実験では心拍数を正常化し、血圧を安定させることが明らかになっている。このため、臨床では不整脈や高血圧などに対し使用される。

PC7 大陵（心包の原穴、心包経の兪土穴）

手関節前面、長掌筋腱と橈側手根屈筋腱の間、手関節掌側横紋上。

取り方

すべての指を合わせた状態で、軽く手関節を掌屈し、長掌筋腱と橈側手根屈筋腱を確認する。

大陵は手関節掌側横紋上で長掌筋腱と橈側手根屈筋腱の間に取る。

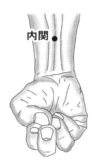
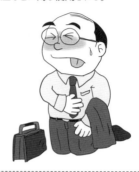

主治

心痛	精神不安	胃痛

その他：ばね指、手関節痛、心悸、嘔吐など

解剖

筋	皮下に橈側手根屈筋(腱)・長掌筋(腱)・浅指屈筋(腱)がある。
神経	筋枝は正中神経が、皮枝は内側・外側前腕皮神経が分布する。
血管	皮下に掌側手根動脈網が走行する。

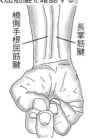
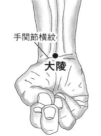

9 手の厥陰心包経

PC8 労宮（心包経の滎火穴）
ろうきゅう

手掌、第2・第3中手骨間、中手指節関節の近位陥凹部。

取り方

手を握ったとき、手掌に触れる第2指と第3指の先端の間に取る。

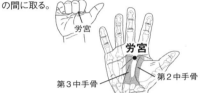

別説

手掌、第3・第4中手骨間、中手指節関節の近位陥凹部。

取り方 手を握り、中指頭と薬（環）指頭が手掌に触れる間に取る。

主治

心痛	精神不安	口内炎

その他：ばね指、口瘡※ など

解剖

筋	皮下に浅指屈筋（腱）・虫様筋（第2）がある。
神経	筋枝は正中神経、皮枝は正中神経（総掌側指神経）が分布する。
血管	総掌側指動脈が走行する。

※口腔カンジダ症

PC9 中衝（心包経の井木穴）
ちゅうしょう

中指、中指先端中央。

取り方

中指の先端に取る。

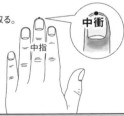

別説

中指、末節骨橈側、爪甲角から近位外方1分（指寸）、爪甲橈側縁の垂線と爪甲基底部の水平線との交点。

取り方 中指爪根部に引いた線と、外側縁に引いた線が交わる所に取る。

主治

心痛	熱中症	眠気

その他：舌のこわばり、レイノー病など

解剖

筋	———
神経	皮枝は正中神経（固有掌側指神経）が分布する。
血管	皮下に背側指動脈が走行する。

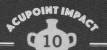

手の少陽三焦経

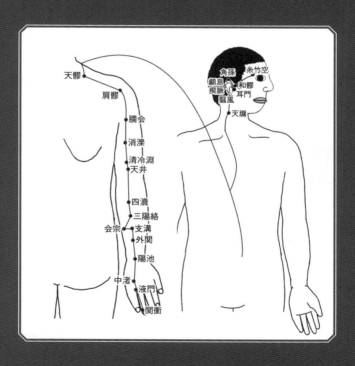

10 手の少陽三焦経

TE1 関衝(かんしょう) (三焦経の井金穴)

薬指、末節骨尺側、爪甲角から近位内方1分(指寸)、爪甲尺側縁の垂線と爪甲基底部の水平線との交点。

取り方

薬指爪根部に引いた線と、尺側縁に引いた線が交わる所に取る。

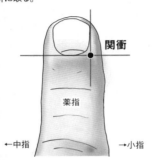

主治		
頭痛	目の充血	難聴

その他:咽頭痛、熱病、めまいなど

解剖	
筋	———
神経	皮枝は尺骨神経(背側指神経)が分布する。
血管	皮下に背側指動脈が走行する。

TE2 液門(えきもん) (三焦経の榮水穴)

手背、薬指と小指の間、みずかきの近位陥凹部、赤白肉際。

取り方

手を握ったときにできる、第4・第5中手指節関節間の遠位陥凹部に取る。

第4・第5中手指節関節間の遠位陥凹部

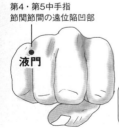
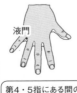

第4・5指にある間の「みずかき」の肌の色が変わる所に取るんだ!

主治		
頭痛	咽頭部痛	目の充血

その他:難聴、熱病、上腕の痛みなど

解剖	
筋	皮下に第4背側骨間筋がある。
神経	筋枝は尺骨神経が、皮枝は尺骨神経(背側指神経)が分布する。
血管	皮下に背側指動脈が走行する。

TE3 中渚（三焦経の兪木穴）
ちゅうしょ

手背、第4・第5中手骨間、第4中手指節関節の近位陥凹部。

取り方

手を握ったときにできる、第4・第5中手指節関節間の近位陥凹部に取る。

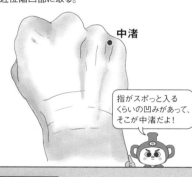

指がスポっと入るくらいの凹みがあって、そこが中渚だよ！

主治		
頭痛	目の充血	咽頭部痛

その他：めまい、難聴、尺骨神経麻痺など

解剖	
筋	皮下に第4背側骨間筋がある。
神経	筋枝は尺骨神経が、皮枝は尺骨神経（背側指神経）が分布する。
血管	皮下に背側指動脈が走行する。

TE4 陽池（三焦の原穴）
ようち

手関節後面、総指伸筋腱の尺側陥凹部、手関節背側横紋上。

取り方

中指と環指のみを伸展させると、手背にくっきり総指伸筋腱が確認できる。

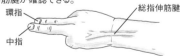

陽池は手関節横紋上で、総指伸筋腱の尺側の凹みに取る。

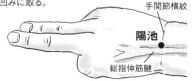

主治		
難聴	肩背部痛	咽頭部痛

その他：前腕の痛み、糖尿病など

解剖	
筋	皮下に総指伸筋（腱）・小指伸筋（腱）がある。
神経	筋枝は橈骨神経が、皮枝は後前腕皮神経・橈骨神経浅枝が分布する。
血管	皮下に背側手根動脈網が走行する。

10 手の少陽三焦経

TE5 外関(がいかん)(三焦経の絡穴、八脈交会穴)

前腕後面、橈骨と尺骨の骨間の中点、手関節背側横紋の上方2寸。

取り方

前腕後面を指で擦り、橈骨と尺骨の間を確認する。

外関は橈骨と尺骨の間、手関節横紋の2寸上に取る。

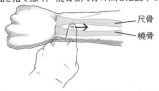

主治

熱病	頭痛	難聴

その他:肩背部痛、目の充血など

解剖

筋	皮下に総指伸筋(腱)・小指伸筋(腱)がある。
神経	筋枝は橈骨神経が、皮枝は後前腕皮神経が分布する。
血管	皮下に後骨間動脈が走行する。

TE6 支溝(しこう)(三焦経の経火穴)

前腕後面、橈骨と尺骨の骨間の中点、手関節背側横紋の上方3寸。

取り方

前腕後面を指で擦り、橈骨と尺骨の間を確認する。

外関は橈骨と尺骨の間、手関節横紋の3寸上に取る。

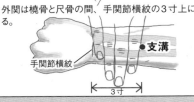

主治

難聴	耳鳴り	熱病

その他:嘔吐、便秘、失語症など

解剖

筋	皮下に総指伸筋(腱)・小指伸筋(腱)がある。
神経	筋枝は橈骨神経が、皮枝は後前腕皮神経が分布する。
血管	皮下に後骨間動脈が走行する。

TE7 会宗(三焦経の郄穴)
えそう

前腕後面、尺骨の橈側縁、手関節背側横紋の上方3寸。

取り方

前腕後面を指で擦り、尺骨を確認する。

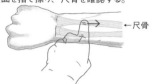
←尺骨

会宗は尺骨の橈側縁、手関節横紋の3寸上に取る。

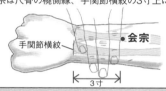
手関節横紋 ●会宗
3寸

主治

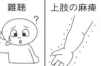

| 難聴 | 上肢の麻痺 | てんかん |

その他:耳痛、腱鞘炎など

解剖

筋	皮下に小指伸筋(腱)・尺側手根伸筋(腱)がある。
神経	筋枝は橈骨神経が、皮枝は後前腕皮神経が分布する。
血管	皮下に後骨間動脈が走行する。

TE8 三陽絡
さんようらく

前腕後面、橈骨と尺骨の骨間の中点、手関節背側横紋の上方4寸。

取り方

前腕後面を指で擦り、橈骨と尺骨の間を確認する。

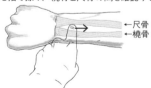
←尺骨
←橈骨

橈骨と尺骨の間、手関節横紋の4寸上に取る。

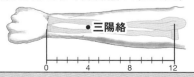
●三陽絡
0 4 8 12

主治

| 難聴 | 胸脇部痛 | 頭痛 |

その他:嘔吐、便秘、熱病など

解剖

筋	皮下に総指伸筋(腱)・小指伸筋(腱)がある。
神経	筋枝は橈骨神経が、皮枝は後前腕皮神経が分布する。
血管	皮下に後骨間動脈が走行する。

10 手の少陽三焦経

TE9 四瀆(しとく)

前腕後面、橈骨と尺骨の骨間の中点、肘頭の下方5寸。

取り方

前腕後面を指で擦り、橈骨と尺骨の間を確認する。

橈骨と尺骨の間、肘頭の5寸下に取る。

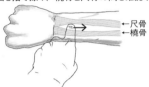

主治

難聴	耳鳴り	頭痛

その他:胸脇部痛、歯痛、嘔吐、肩こりなど

解剖

筋	皮下に総指伸筋(腱)・小指伸筋(腱)がある。
神経	筋枝は橈骨神経が、皮枝は後前腕皮神経が分布する。
血管	皮下に後骨間動脈が走行する。

暗記のツボ

その20:「四瀆」の「四」は何を意味するのか?

「四瀆」の「四」は4本、「瀆」は水路や河を表す。ここでは長江、黄河、淮河、済水の4本の大河を意味する。三焦は水道を主るのでこの名がつけられた。

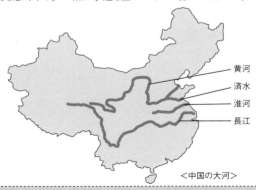

<中国の大河>

TE10 天井（三焦経の合土穴）

肘後面、肘頭の上方1寸、陥凹部。

取り方

肘関節を軽く屈曲させ、肘頭の上方1寸にできる凹みに取る。

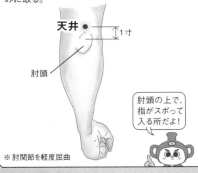

※肘関節を軽度屈曲

肘頭の上で、指がスポッて入る所だよ！

主治

片頭痛	てんかん	難聴

その他：肘関節痛、頚部痛など

解剖

筋	皮下に上腕三頭筋の共通腱がある。
神経	筋枝は橈骨神経が、皮枝は後上腕皮神経が分布する。
血管	皮下に中側副動脈（上腕深動脈の枝）が走行する。

TE11 清冷淵

上腕後面、肘頭と肩峰角を結ぶ線上、肘頭の上方2寸。

取り方

肘関節を伸展したとき、肘頭の上方2寸の所に取る。

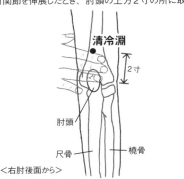

＜右肘後面から＞

主治

片頭痛	肩関節痛	上腕痛

その他：寒気など

解剖

筋	皮下に上腕三頭筋の共通腱がある。
神経	筋枝は橈骨神経が、皮枝は後上腕皮神経が分布する。
血管	皮下に中側副動脈（上腕深動脈の枝）が走行する。

10 手の少陽三焦経

暗記のツボ

その21：「清冷淵」(三焦経)と「青霊」(心経)の関係とは？

「清冷淵」(三焦経)と「青霊」(心経)は名前も経穴の位置も近い。一説には元々存在した「清冷淵」(三焦経)が、分化して「青霊」(心経)になったと言われている。

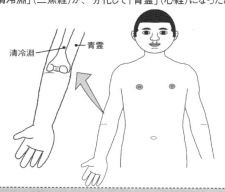

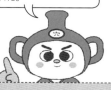

清冷淵も青霊も頭痛や肩関節周囲炎を主治に持つことからも、これら2穴は元々は1つだった証拠と言われているんだ。

TE12 消濼(しょうれき)

上腕後面、肘頭と肩峰角を結ぶ線上、肘頭の上方5寸。

取り方

肩甲棘を手掛かりに肩峰角を確認。

肩峰角と肘頭を線で結び、その中点の下方1寸に取る。

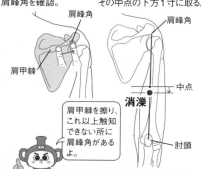

肩甲棘を擦り、これ以上触知できない所に肩峰角があるよ。

主治

頭痛	項頸部のこわばり	てんかん

その他：上腕神経痛、頸腕症候群など

解剖

筋	皮下に上腕三頭筋がある。
神経	筋枝は橈骨神経が、皮枝は後上腕皮神経が分布する。
血管	皮下に中側副動脈(上腕深動脈の枝)が走行する。

TE13 臑会（じゅえ）

上腕後面、三角筋の後下縁、肩峰角の下方3寸。

取り方

肩関節軽度伸展位で三角筋を確認。

肩峰角の下方3寸、三角筋の際に取る。

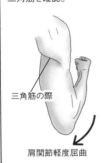
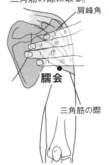

主治

肩関節周囲炎	上腕神経痛	項頚部のこわばり

その他：肘痛など

解剖

筋	皮下に三角筋・上腕三頭筋がある。
神経	筋枝は腋窩神経・橈骨神経が、皮枝は上外側上腕皮神経・後上腕皮神経が分布する。
血管	皮下に後上腕回旋動脈が走行する。

TE14 肩髎（けんりょう）

肩周囲部、肩峰角と上腕骨大結節の間の陥凹部。

取り方

肩関節を90°外転すると、肩峰の前後に2つの凹みができる。肩髎はその凹みのうち、後ろの凹みに取る。

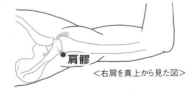

＜右肩を真上から見た図＞

肩峰は肩関節の回旋運動で動かないから、上腕骨と区別がつくよ！

主治

肩関節周囲炎	上腕神経痛	上肢の痺れ
		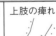

その他：肩関節の運動障害など

解剖

筋	皮下に三角筋がある。
神経	筋枝は腋窩神経が、皮枝は鎖骨上神経が分布する。
血管	皮下に後上腕回旋動脈が走行する。

10 手の少陽三焦経

TE15 天髎（てんりょう）

肩甲部、肩甲骨上角の上方陥凹部。

取り方

肩甲骨の下角をつまみ回旋させると、それに連動して動く上角が確認できる。

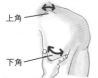

下角を強めに回旋させるのがポイント！

上角の上方の凹みに取る。

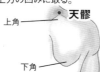

主治

項頸部痛	ほてり	肩こり

その他：上肢痛、高血圧症など

解剖

筋	皮下に僧帽筋がある。
神経	筋枝は副神経・頸神経叢の枝が、皮枝は鎖骨上神経が分布する。
血管	皮下に頸横動脈浅枝が走行する。

TE16 天牖（てんゆう）

前頸部、下顎角と同じ高さ、胸鎖乳突筋後方の陥凹部。

取り方

頭部を回旋させ、胸鎖乳突筋を隆起させる。

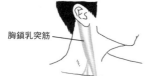

下顎角の高さ、胸鎖乳突筋の後方に取る。

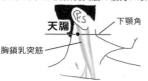

主治

難聴	頭痛	視力低下

その他：めまい、後頭神経痛など

解剖

筋	皮下に胸鎖乳突筋・頭板状筋がある。
神経	筋枝は副神経・頸神経叢の枝・脊髄神経後枝が、皮枝は小後頭神経が分布する。
血管	皮下に浅頸動脈が走行する。

TE17 翳風 (えいふう)

前頸部、耳垂後方、乳様突起下端前方の陥凹部。

取り方

側頭骨の乳様突起と下顎骨の下顎枝の間にある凹みに取る。

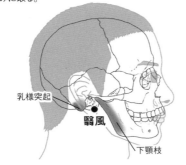

主治

耳鳴り	難聴	顔面神経麻痺

その他:歯痛、三叉神経痛、顎関節症など

解剖

筋	皮下に顎二腹筋後腹がある。
神経	筋枝は顔面神経(顎二腹筋枝)が、皮枝は大耳介神経が分布する。
血管	皮下に後耳介動脈が走行する。

TE18 瘈脈 (けいみゃく)

頭部、乳様突起の中央、翳風と角孫を結ぶ(耳の輪郭に沿った)曲線上、翳風から3分の1。

取り方

耳介を折りたたみ、翳風と耳尖が頭部に触れる所(角孫)を曲線で結ぶ。その曲線を3等分し、翳風から1/3の所に取る。

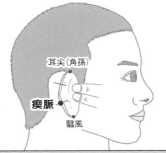

主治

頭痛	難聴	耳鳴り

その他:嘔吐、下痢など

解剖

筋	皮下に後耳介筋がある。
神経	筋枝は顔面神経(後耳介神経)が、皮枝は大耳介神経が分布する。
血管	皮下に後耳介動脈が走行する。

10 手の少陽三焦経

TE19 顱息 (ろそく)

頭部、翳風と角孫を結ぶ（耳の輪郭に沿った）曲線上で、翳風から3分の2。

取り方

耳介を折りたたみ、翳風（P157）と耳尖が頭部に触れる所（角孫）を曲線で結ぶ。その曲線を3等分し、翳風から2/3の所に取る。

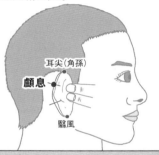

主治

頭痛	難聴	耳鳴り

その他：耳痛、ほてり、気喘など

解剖

筋	———
神経	皮枝は大耳介神経が分布する。
血管	皮下に後耳介動脈が走行する。

TE20 角孫 (かくそん)

頭部、耳尖のあたるところ。

取り方

耳介を折りたたみ、耳尖が頭部に触れる所に取る。

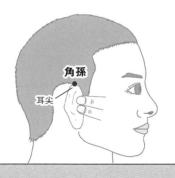

主治

耳鳴り	目の充血	歯痛

その他：項部のこわばり、片頭痛など

解剖

筋	皮下に上耳介筋・側頭筋がある。
神経	筋枝は顔面神経（後耳介神経・側頭枝）、下顎神経（三叉神経第3枝）が、皮枝は下顎神経（三叉神経第3枝）が分布する。
血管	皮下に浅側頭動脈の枝が走行する。

TE21 耳門(じもん)

顔面部、耳珠上の切痕と下顎骨の関節突起の間、陥凹部。

取り方

頬骨弓の後端で、耳珠の前上方の凹みに取る(頬にある頬骨弓を耳側に擦って止まる所)。

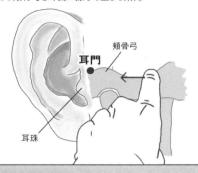

主治		
難聴	耳鳴り	歯痛

その他:耳痛、中耳炎など

解剖

筋	────
神経	皮枝は下顎神経(三叉神経第3枝)が分布する。
血管	皮下に浅側頭動脈が走行する。

TE22 和髎(わりょう)

頭部、もみあげの後方、耳介の付け根の前方、浅側頭動脈の後方。

取り方

もみあげの後方と耳介の付け根の間、浅側頭動脈拍動部の後方に取る。

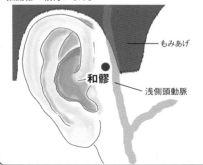

主治		
耳鳴り	顔面神経麻痺	頭痛

その他:頭重感など

解剖

筋	皮下に前耳介筋がある。
神経	筋枝は顔面神経(側頭枝)が、皮枝は下顎神経(三叉神経第3枝)が分布する。
血管	皮下に浅側頭動脈が走行する。

10 手の少陽三焦経

TE23 糸竹空(しちくくう)

頭部、眉毛外端の陥凹部。

取り方

眉毛外端の凹みに取る。

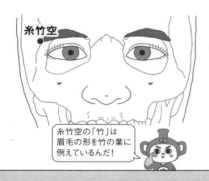

糸竹空の「竹」は眉毛の形を竹の葉に例えているんだ!

主治

頭痛	目の充血	めまい

その他:歯痛、三叉神経痛など

解剖

筋	皮下に眼輪筋がある。
神経	顔面神経(側頭枝・頬骨枝)が、皮枝は眼神経(三叉神経第1枝)・上顎神経(三叉神経第2枝)が分布する。
血管	皮下に浅側頭動脈が走行する。

その22:三焦経にある「天井」、「天髎」、「天牖」の「天」は、それぞれ何を意味するのか?

三焦経の「天井」、「天髎」、「天牖」の「3つの天」はそれぞれ異なる意味を持っている。

①「天井」の「天」:上半身を意味する。

②「天髎」の「天」:肩甲骨を意味する。

③「天牖」の「天」:頭項部を意味する。

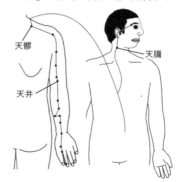

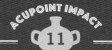

足の少陽胆経

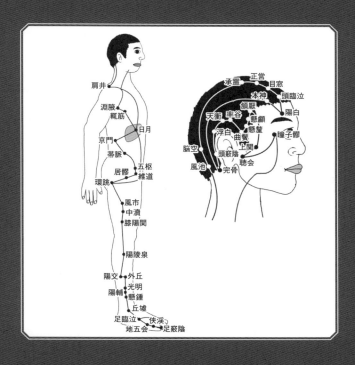

11 足の少陽胆経

GB1 瞳子髎 (どうしりょう)

頭部、外眼角の外方5分、陥凹部。

取り方

外眼角の外方5分の凹みに取る。

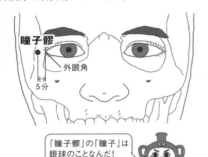

「瞳子髎」の「瞳子」は眼球のことなんだ!

主治

頭痛	目の充血	眼痛

その他：視力低下、結膜炎、白内障、三叉神経痛など

解剖

筋	皮下に眼輪筋がある。
神経	筋枝は顔面神経(側頭枝・頬骨枝)が、皮枝は上顎神経(三叉神経第2枝)が分布する。
血管	皮下に浅側頭動脈の枝が走行する。

GB2 聴会 (ちょうえ)

顔面部、珠間切痕と下顎骨関節突起の間、陥凹部。

取り方

珠間切痕の直前で、口を開いたときに大きく凹む所に取る。

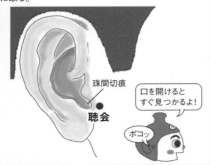

口を開けるとすぐ見つかるよ!

主治

難聴	耳鳴り	歯痛

その他：顔面神経麻痺、顎関節症、中耳炎など

解剖

筋	———
神経	皮枝は下顎神経(三叉神経第3枝)が分布する。
血管	浅側頭動脈が走行する。

GB3 上関 (別名：客主人)

頭部、頬骨弓中央の上際陥凹部。

取り方

頬骨弓上縁中央の凹みに取る。

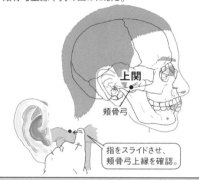

主治

頭痛	難聴	耳鳴り

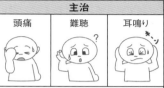

その他：中耳炎、歯痛、三叉神経痛、顔面神経麻痺など

解剖

筋	皮下に側頭筋がある。
神経	筋枝は下顎神経（深側頭神経）が、皮枝は下顎神経（三叉神経第3枝）が分布する。
血管	皮下に浅側頭動脈の枝が走行する。

GB4 頷厭

頭部、頭維と曲鬢を結ぶ（側頭の髪際に沿った）曲線上、頭維から4分の1。

取り方

頭維（P35）と曲鬢（P165）を側頭髪際に沿った曲線で結ぶ。その曲線を4等分し、頭維から1/4の所に取る。

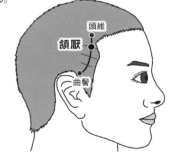

主治

片頭痛	めまい	耳鳴り

その他：歯痛、項頚部痛、ひきつけなど

解剖

筋	皮下に側頭頭頂筋・側頭筋がある。
神経	筋枝は顔面神経（側頭枝）・下顎神経（深側頭神経）が、皮枝は下顎神経（三叉神経第3枝）が分布する。
血管	皮下に浅側頭動脈（前頭枝）が走行する。

11 足の少陽胆経

暗記のツボ

その23：「頷厭」の名前の由来と主治とは？

「頷厭」の「頷」はうなずく動作を意味する。「厭」は煩わしいことを意味する。すなわち「頷厭」とはうなずくときの痛みや頭痛、項頚部を主治とする。

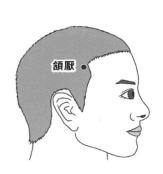

GB5 懸顱（けんろ）

頭部、頭維と曲鬢を結ぶ（側頭の髪際に沿った）曲線上の中点。

取り方

頭維（P35）と曲鬢（P165）を側頭髪際に沿った曲線で結ぶ。その曲線の中点に取る。

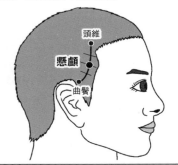

主治

片頭痛	めまい	耳鳴り

その他：顔面浮腫、外眼角痛など

解剖

筋	皮下に側頭頭頂筋・側頭筋がある。
神経	筋枝は顔面神経（側頭枝）・下顎神経（深側頭神経）が、皮枝は下顎神経（三叉神経第3枝）が分布する。
血管	皮下に浅側頭動脈（前頭枝）が走行する。

GB6 懸顱(けんり)

頭部、頭維と曲鬢を結ぶ(側頭の髪際に沿った)曲線上、頭維から4分の3。

取り方

頭維(P35)と曲鬢を側頭髪際に沿った曲線で結ぶ。
その曲線を4等分し、頭維から3/4の所に取る。

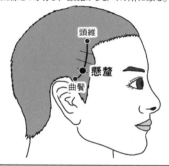

主治

片頭痛	顔面浮腫	耳鳴り

その他:外眼角痛、歯痛など

解剖

筋	皮下に側頭頭頂筋・側頭筋がある。
神経	筋枝は顔面神経(側頭枝)・下顎神経(深側頭神経)が、皮枝は下顎神経(三叉神経第3枝)が分布する。
血管	皮下に浅側頭動脈(前頭枝)が走行する。

GB7 曲鬢(きょくびん)

頭部、もみあげ後縁の垂線と耳尖の水平線の交点。

取り方

もみあげ後縁の垂線と耳尖の垂線が交わる所に取る。

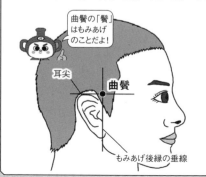

曲鬢の「鬢」はもみあげのことだよ!

主治

片頭痛	歯痛	頬部の腫れ

その他:三叉神経痛など

解剖

筋	皮下に側頭頭頂筋・側頭筋がある。
神経	筋枝は顔面神経(側頭枝)・下顎神経(深側頭神経)が、皮枝は下顎神経(三叉神経第3枝)が分布する。
血管	皮下に浅側頭動脈が走行する。

11 足の少陽胆経

GB8 率谷(そっこく)

頭部、耳尖の直上、髪際の上方1寸5分。

取り方

耳尖の直上で、髪際の上方1寸5分の所に取る。

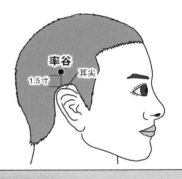

主治

片頭痛	精神不安	めまい

その他:難聴、嘔吐など

解剖

筋	皮下に側頭頭頂筋・側頭筋がある。
神経	筋枝は顔面神経(側頭枝)・下顎神経(深側頭神経)が、皮枝は下顎神経(三叉神経第3枝)・小後頭神経が分布する。
血管	皮下に浅側頭動脈の枝が走行する。

GB9 天衝(てんしょう)

頭部、耳介の付け根の後縁の直上、髪際の上方2寸。

取り方

率谷の後方5分の所に取る。

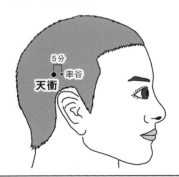

主治

片頭痛	歯肉痛	てんかん

その他:頭痛など

解剖

筋	皮下に側頭頭頂筋・側頭筋がある。
神経	筋枝は顔面神経(側頭枝)・下顎神経(深側頭神経)が、皮枝は小後頭神経が分布する。
血管	皮下に浅側頭動脈の枝が走行する。

GB10 浮白（ふはく）

頭部、乳様突起の後上方、天衝と完骨を結ぶ(耳の輪郭に沿った)曲線上、天衝から3分の1。

取り方

耳尖直後の髪際の1寸後方に取る。

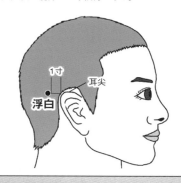

主治		
頭痛	難聴	耳鳴り

その他：歯痛、気喘など

解剖	
筋	皮下に後頭筋・側頭筋がある。
神経	筋枝は顔面神経(後頭枝)・下顎神経(深側頭神経)が、皮枝は小後頭神経が分布する。
血管	皮下に後耳介動脈が走行する。

GB11 頭竅陰（あたまきょういん）

頭部、乳様突起の後上方、天衝と完骨を結ぶ(耳の輪郭に沿った)曲線上、天衝から3分の2。

取り方

天衝(P166)と完骨(P168)を結ぶ曲線上で、完骨から1/3の所に取る。

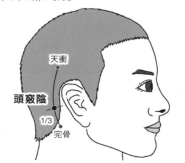

主治		
頭痛	難聴	めまい

その他：舌のこわばり、項頚部痛など

解剖	
筋	皮下に後頭筋がある。
神経	筋枝は顔面神経(後頭枝)が、皮枝は小後頭神経が分布する。
血管	皮下に後耳介動脈が走行する。

11 足の少陽胆経

GB12 完骨（かんこつ）

前頸部、乳様突起の後下方、陥凹部。

取り方

乳様突起後下方の凹みに取る。

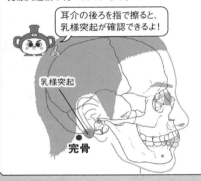

耳介の後ろを指で擦ると、乳様突起が確認できるよ！

乳様突起

完骨

主治

頭痛	不眠	咽頭部痛

その他：歯痛、てんかんなど

解剖

筋	皮下に胸鎖乳突筋・頭板状筋がある。
神経	筋枝は副神経・頸神経叢の枝・脊髄神経後枝が、皮枝は小後頭神経が分布する。
血管	皮下に後頭動脈が走行する。

GB13 本神（ほんじん）

頭部、前髪際の後方5分、前正中線の外方3寸。

取り方

前髪際の後方5分の高さで、前正中線の外方3寸の所に取る。

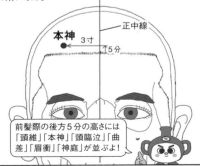

本神　3寸　正中線　5分

前髪際の後方5分の高さには「頭維」「本神」「頭臨泣」「曲差」「眉衝」「神庭」が並ぶよ！

主治

頭痛	めまい	不眠

その他：てんかん、片麻痺など

解剖

筋	皮下に前頭筋がある。
神経	筋枝は顔面神経（側頭枝）が、皮枝は眼神経（三叉神経第1枝）が分布する。
血管	皮下に眼窩上動脈が走行する。

GB14 陽白（ようはく）

頭部、眉の上方1寸、瞳孔線上。

取り方

瞳孔を通る垂線上で、眉毛の上方1寸の凹みに取る。

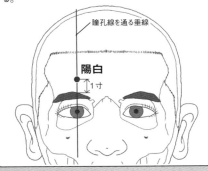

主治

頭痛	眼痛	めまい

その他：顔面麻痺、三叉神経痛など

解剖

筋	皮下に前頭筋がある。
神経	筋枝は顔面神経（側頭枝）が、皮枝は眼神経（三叉神経第1枝）が分布する。
血管	皮下に眼窩上動脈が走行する。

GB15 頭臨泣（あたまりんきゅう）

頭部、前髪際から入ること5分、瞳孔線上。

取り方

瞳孔を通る垂線上で、前髪際の後方5分の所に取る。

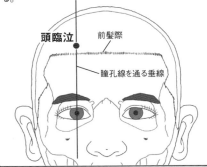

主治

頭痛	めまい	目の充血

その他：鼻炎、難聴など

解剖

筋	皮下に前頭筋がある。
神経	筋枝は顔面神経（側頭枝）が、皮枝は眼神経（三叉神経第1枝）が分布する。
血管	皮下に眼窩上動脈が走行する。

11 足の少陽胆経

暗記のツボ

その24：「頭臨泣」と「足臨泣」の関係とは？

「頭臨泣」は涙が通る場所を臨む経穴の意味で、めまいや目の疾患に用いられることもある。一方、「足臨泣」は「頭臨泣」と相対する経穴で、足に存在するにもかかわらずその経気は目まで通じているため、めまいや外眼角の痛みなどの治療に用いられる。

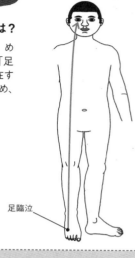

GB16 目窓（もくそう）

頭部、前髪際から入ること1寸5分、瞳孔線上。

取り方

瞳孔を通る垂線上で、前髪際の後方1寸5分の所に取る。

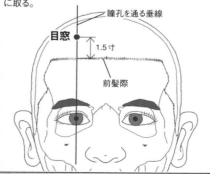

主治

頭痛	めまい	目の充血

その他：視力低下、眼痛など

解剖

筋	皮下に帽状腱膜がある。
神経	皮枝は眼神経（三叉神経第1枝）が分布する。
血管	皮下に眼窩上動脈・浅側頭動脈（前頭枝）が走行する。

GB17 正営
しょうえい

頭部、前髪際から入ること2寸5分、瞳孔線上。

取り方

瞳孔を通る垂線上で、前髪際の後方2寸5分の所に取る。

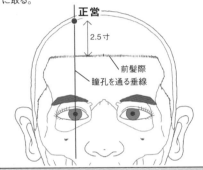

主治		
片頭痛	めまい	歯痛

その他:頭痛など

解剖	
筋	皮下に帽状腱膜がある。
神経	皮枝は眼神経(三叉神経第1枝)が分布する。
血管	皮下に眼窩上動脈・浅側頭動脈(前頭枝)が走行する。

GB18 承霊
しょうれい

頭部、前髪際から入ること4寸、瞳孔線上。

取り方

瞳孔を通る垂線上で、前髪際の後方4寸の所に取る。

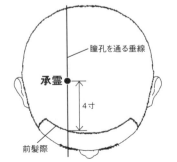

主治		
頭痛	めまい	眼痛

その他:鼻炎、気喘、上肢痛など

解剖	
筋	皮下に帽状腱膜がある。
神経	皮枝は眼神経(三叉神経第1枝)・大後頭神経が分布する。
血管	皮下に眼窩上動脈・浅側頭動脈(前頭枝)・後頭動脈が走行する。

11 足の少陽胆経

GB19 脳空（のうくう）

頭部、外後頭隆起上縁と同じ高さ、風池の直上。

取り方

外後頭隆起の上縁の水平線と、風池の垂線が交わる所に取る。

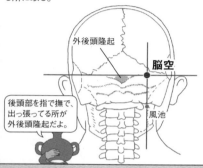

後頭部を指で撫で、出っ張ってる所が外後頭隆起だよ。

主治		
頭痛	めまい	熱病

その他：眼痛、難聴、後頭神経痛など

解剖

筋	皮下に後頭筋がある。
神経	筋枝は顔面神経（後頭枝）が、皮枝は大後頭神経が分布する。
血管	皮下に後頭動脈が走行する。

GB20 風池（ふうち）

前頚部、後頭骨の下方、胸鎖乳突筋と僧帽筋の起始部の間、陥凹部。

取り方

頭部を回旋、胸鎖乳突筋の走行を確認する。

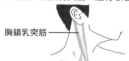

風府（P206）の高さで、胸鎖乳突筋後縁の凹みに取る。

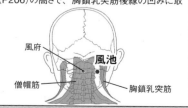

主治		
頭痛	めまい	眼痛

その他：項頚部こわばり、不眠、鼻炎など

解剖

筋	皮下に胸鎖乳突筋・僧帽筋・頭板状筋・頭半棘筋がある。
神経	筋枝は副神経・頚神経叢の枝・脊髄神経後枝が、皮枝は頚神経後枝が分布する。
血管	皮下に後頭動脈が走行する。

GB21 肩井(けんせい)

後頸部、第7頸椎棘突起と肩峰外縁を結ぶ線上の中点。

取り方

第7頸椎棘突起と肩峰外縁を線で結び、その中点に取る。

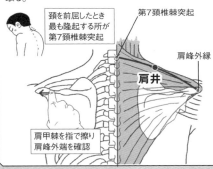

主治

項頸部痛	肩こり	急性乳腺炎

その他:乳汁不足、難産、めまいなど

解剖

筋	皮下に僧帽筋がある。
神経	筋枝は副神経・頸神経叢の枝が、皮枝は鎖骨上神経が分布する。
血管	皮下に頸横動脈が走行する。

GB22 淵腋(えんえき)

側胸部、第4肋間、中腋窩線上。

取り方

肩関節を最大外転させる。腋窩の中心を通る線上で、第4肋間の高さに取る。

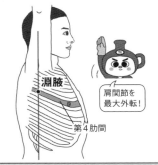

主治

気喘	悪感発熱	胸満

その他:肋間神経痛、胸痛など

解剖

筋	皮下に前鋸筋・肋間筋がある。
神経	筋枝は長胸神経・肋間神経が、皮枝は肋間神経(外側皮枝)が分布する。
血管	皮下に外側胸動脈・胸背動脈・肋間動脈が走行する。

11 足の少陽胆経

GB23 輒筋 (ちょうきん)

側胸部、第4肋間、中腋窩線の前方1寸。

取り方

淵腋(P173)の前方1寸の所に取る。

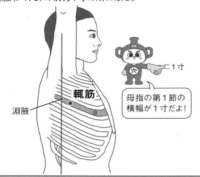

母指の第1節の横幅が1寸だよ！

主治		
胸脇痛	気喘	嘔吐

その他：胸やけなど

解剖

筋	皮下に前鋸筋・肋間筋がある。
神経	筋枝は長胸神経・肋間神経が、皮枝は肋間神経(外側皮枝)が分布する。
血管	皮下に外側胸動脈・胸背動脈・肋間動脈が走行する。

GB24 日月 (じつげつ) (胆の募穴)

前胸部、第7肋間、前正中線の外方4寸。

取り方

乳頭線上で、第7肋間に取る。

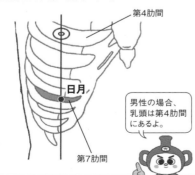

男性の場合、乳頭は第4肋間にあるよ。

主治		
肋間神経痛	胸脇痛	嘔吐

その他：胸やけ、黄疸など

解剖

筋	皮下に大胸筋がある。
神経	筋枝は内側・外側胸筋神経が、皮枝は肋間神経(前皮枝・外側皮枝)が分布する。
血管	皮下に肋間動脈が走行する。

暗記のツボ

その25：「日月」は明らかにするという意味からつけられた。

胆は「中正の官」といい、決断が出る所である。決断とはすなわち物事を明らかにすることであり、明とは日と月の2文字よりなる。このことから、日月は命名され、胆の募穴として存在している。

明＝日＋月

GB25 京門（腎の募穴）

側腹部、第12肋骨端下縁。

取り方

指で第12肋骨を外側へ押していくと、第12肋骨前端を触れる。その下縁に取る。

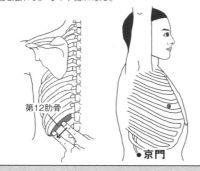

主治		
腹脹	下痢	肋間神経痛

その他：腰痛、浮腫など

解剖	
筋	皮下に広背筋・外腹斜筋・内腹斜筋がある。
神経	筋枝は胸背神経・肋間神経・腸骨下腹神経・腸骨鼡径神経が、皮枝は肋間神経(外側皮枝)が分布する。
血管	皮下に肋間動脈が走行する。

11 足の少陽胆経

GB26 帯脈（たいみゃく）

側腹部、第11肋骨端下方、臍中央と同じ高さ。

取り方

第11肋骨端の延長線と臍中央の水平線が交わる所に取る。

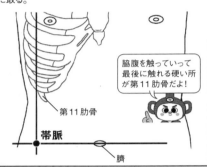

脇腹を触っていって最後に触れる硬い所が第11肋骨だよ！

第11肋骨
帯脈
臍

主治

月経不調	腰痛	腹痛

その他：鼠径部痛など

解剖

筋	皮下に外腹斜筋・内腹斜筋がある。
神経	筋枝は肋間神経・腸骨下腹神経が、皮枝は肋間神経（外側皮枝）が分布する。
血管	皮下に肋間動脈が走行する。

GB27 五枢（ごすう）

下腹部、臍中央の下方3寸、上前腸骨棘の内方。

取り方

臍の下3寸程の高さに上前腸骨棘を確認する。

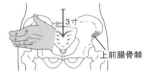

3寸
上前腸骨棘

五枢は上前腸骨棘の内方に取る。

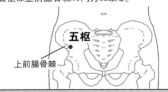

五枢
上前腸骨棘

主治

月経不調	腰痛	便秘

その他：鼠径部痛、下腹部痛など

解剖

筋	皮下に外腹斜筋・内腹斜筋がある。
神経	筋枝は肋間神経・腸骨下腹神経が、皮枝は腸骨下腹神経（外側皮枝）が分布する。
血管	皮下に浅・深腸骨回旋動脈が走行する。

GB28 維道(いどう)

下腹部、上前腸骨棘の内下方5分。

取り方

掌で上前腸骨棘を確認する。

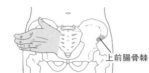

維道は上前腸骨棘の内下方5分の所に取る。

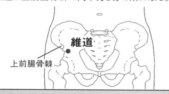

主治

鼡径部痛	月経不調	下腹部痛

その他:浮腫、腰痛など

解剖

筋	皮下に外腹斜筋・内腹斜筋がある。
神経	筋枝は肋間神経・腸骨下腹神経が、皮枝は腸骨下腹神経(外側皮枝)が分布する。
血管	皮下に浅・深腸骨回旋動脈が走行する。

GB29 居髎(きょりょう)

殿部、上前腸骨棘と大転子頂点の中点。

取り方

手掌を使って大転子と上前腸骨棘を確認。

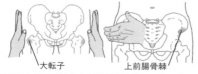

居髎は大転子頂点と上前腸骨棘を結んだ線の中点に取る。

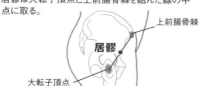

主治

腰痛	大腿部痛	下腹部痛

その他:股関節痛など

解剖

筋	皮下に大腿筋膜張筋・中殿筋がある。
神経	筋枝は上殿神経が、皮枝は上殿皮神経・腸骨下腹神経(外側皮枝)が分布する。
血管	皮下に外側大腿回旋動脈(上行枝)・上殿動脈が走行する。

11 足の少陽胆経

GB30 環跳（かんちょう）

殿部、大転子の頂点と仙骨裂孔を結ぶ線上、大転子頂点から3分の1。

取り方
腰兪（P198）と大転子頂点を結んだ線上、大転子頂点から1/3の所に取る。

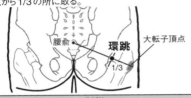

別説
大腿部、大転子の頂点と上前腸骨棘の間、大転子頂点から3分の1。
取り方 上前腸骨棘と大転子の頂点を直線で結び3等分し、大転子の頂点から1/3の所に取る。

主治
腰腿痛 / 下肢痛 / 股関節痛

その他：下肢麻痺、膝痛など

解剖
筋	皮下に大殿筋がある。
神経	筋枝は下殿神経が、皮枝は上殿皮神経・下殿皮神経が分布する。
血管	皮下に上殿動脈・下殿動脈が走行する。

GB31 風市（ふうし）

大腿部外側、直立して腕を下垂し、手掌を大腿部に付けたとき、中指の先端があたる腸脛靱帯の後方陥凹部。

取り方
直立した状態で腕を垂らしたとき、中指の先端が大腿部に当たる所、腸脛靱帯の後方に取る。

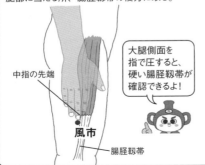

大腿側面を指で圧すると、硬い腸脛靱帯が確認できるよ！

主治
腰腿痛 / 下肢外側痛 / 下肢の痺れ

その他：全身のかゆみなど

解剖
筋	皮下に腸脛靱帯・大腿二頭筋長頭・大腿二頭筋短頭・外側広筋がある。
神経	筋枝は脛骨神経・総腓骨神経・大腿神経が、皮枝は外側大腿皮神経が分布する。
血管	皮下に外側大腿回旋動脈（下行枝）が走行する。

GB32 中瀆（ちゅうとく）

大腿部外側、腸脛靱帯の後方で、膝窩横紋の上方7寸。

取り方

膝窩横紋の上方7寸で、腸脛靱帯の後方に取る。

中瀆の「瀆」は腸脛靱帯と大腿二頭筋の間の溝のことを意味してるんだ。

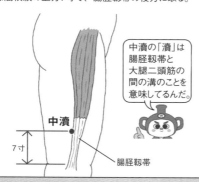

主治

腰痛	下肢痛	下肢の痺れ

その他：側胸部痛など

解剖

筋	皮下に腸脛靱帯・大腿二頭筋長頭・大腿二頭筋短頭・外側広筋がある。
神経	筋枝は脛骨神経・総腓骨神経・大腿神経が、皮枝は外側大腿皮神経が分布する。
血管	皮下に外側大腿回旋動脈（下行枝）が走行する。

GB33 膝陽関（ひざようかん）

膝外側、大腿二頭筋腱と腸脛靱帯の間の陥凹部、大腿骨外側上顆の後上縁。

取り方

中瀆から腸脛靱帯後縁沿いに指で下に擦っていく。膝陽関は大腿骨外側上顆の上縁で止まる所に取る。

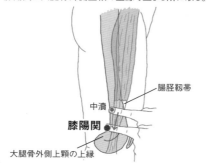

主治

膝痛	坐骨神経痛	下腿外側痛

その他：下腿三頭筋のひきつれなど

解剖

筋	皮下に腸脛靱帯・大腿二頭筋長頭（腱）・大腿二頭筋短頭（腱）がある。
神経	筋枝は脛骨神経・総腓骨神経が、皮枝は外側大腿皮神経が分布する。
血管	皮下に外側上膝動脈が走行する。

11 足の少陽胆経

GB34 陽陵泉（胆経の合土穴、八会穴の筋会、胆の下合穴）

下腿外側、腓骨頭前下方の陥凹部。

取り方

膝関節屈曲で、下腿外側に膨隆する腓骨頭が確認できる。

陽陵泉は腓骨頭の前下部に取る。

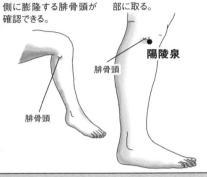

主治

下肢痛	下肢の痺れ	片頭痛

その他：嘔吐、黄疸など

解剖

筋	皮下に長腓骨筋がある。
神経	筋枝は浅腓骨神経が、皮枝は外側腓腹皮神経が分布する。
血管	皮下に腓骨回旋枝（後脛骨動脈）が走行する。

GB35 陽交（陽維脈の郄穴）

下腿外側、腓骨の後方、外果尖の上方7寸。

取り方

膝窩横紋から外果尖までの線を16寸とする。陽交はその線の中点の下方1寸で腓骨直後に取る。

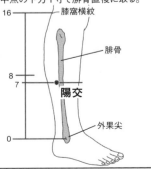

主治

下肢痛	精神不安	胸脇脹痛

その他：顔面浮腫、膝痛など

解剖

筋	皮下に長腓骨筋・ヒラメ筋がある。
神経	筋枝は浅腓骨神経・脛骨神経が、皮枝は外側腓腹皮神経が分布する。
血管	皮下に前脛骨動脈の枝が走行する。

GB36 外丘（がいきゅう）（胆経の郄穴）

下腿外側、腓骨の前方、外果尖の上方7寸。

取り方

膝窩横紋から外果尖までの線を16寸とする。外丘はその線の中点の下方1寸で腓骨直前に取る。

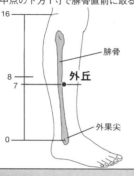

主治		
腹痛	てんかん	胸脇痛

その他：下肢痛、坐骨神経痛など

解剖

筋	皮下に長腓骨筋がある。
神経	筋枝は浅腓骨神経が、皮枝は外側腓腹皮神経が分布する。
血管	皮下に前脛骨動脈の枝が走行する。

GB37 光明（こうめい）（胆経の絡穴）

下腿外側、腓骨の前方、外果尖の上方5寸。

取り方

膝窩横紋から外果尖までの線を16寸とする。光明は外果尖の上方5寸の高さで腓骨の前方に取る。

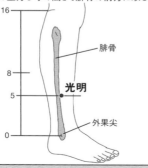

主治		
眼痛	夜盲症	下肢痛

その他：下肢麻痺、乳房脹痛など

解剖

筋	皮下に長腓骨筋・短腓骨筋がある。
神経	筋枝は浅腓骨神経が、皮枝は外側腓腹皮神経が分布する。
血管	皮下に前脛骨動脈の枝が走行する。

11 足の少陽胆経

GB38 陽輔 （胆経の経火穴）

下腿外側、腓骨の前方、外果尖の上方4寸。

取り方

膝窩横紋から外果尖までの線を16寸とする。陽輔はその線を4等分し、外果尖から1/4の所に取る。

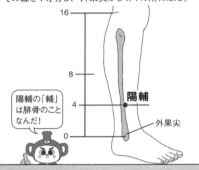

陽輔の「輔」は腓骨のことなんだ！

主治

片頭痛	外眼角痛	腋窩痛

その他：下肢痛、腰痛など

解剖

筋	皮下に短腓骨筋がある。
神経	筋枝は浅腓骨神経が、皮枝は外側腓腹皮神経・浅腓骨神経が分布する。
血管	皮下に前脛骨動脈の枝が走行する。

GB39 懸鍾 （八会穴の髄会）

下腿外側、腓骨の前方、外果尖の上方3寸。

取り方

外果尖の上方3寸で、腓骨の前方に取る。

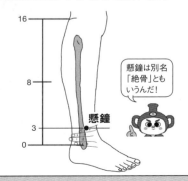

懸鍾は別名「絶骨」ともいうんだ！

主治

下肢の麻痺	項頸部痛	高血圧症

その他：足関節痛、寝違いなど

解剖

筋	皮下に短腓骨筋がある。
神経	筋枝は浅腓骨神経が、皮枝は外側腓腹皮神経・浅腓骨神経が分布する。
血管	皮下に前脛骨動脈の枝が走行する。

GB40 丘墟（胆の原穴）

足関節前外側、長指伸筋腱外側の陥凹部、外果尖の前下方。

取り方

足関節を背屈すると、足背に長指伸筋腱がはっきりと確認できる。丘墟は外果尖の前下方、長指伸筋腱の外側陥凹部に取る。

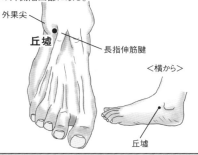

主治

目の充血	鼠径部痛	足関節痛

その他：白内障など

解剖

筋	皮下に長指伸筋(腱)がある。
神経	筋枝は深腓骨神経が、皮枝は浅腓骨神経が分布する。
血管	皮下に外果動脈網が走行する。

GB41 足臨泣（胆経の兪木穴、八脈交会穴）

足背、第4・第5中足骨底接合部の遠位、第5指の長指伸筋腱外側の陥凹部。

取り方

第4、第5中足骨の間を指で撫で上げたとき、指が止まる所に取る。

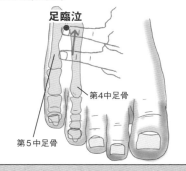

主治

頭痛	めまい	急性乳腺炎

その他：外眼角痛、下肢痛、腰痛など

解剖

筋	皮下に第4背側骨間筋がある。
神経	筋枝は外側足底神経が、皮枝は浅腓骨神経が分布する。
血管	皮下に第4背側中足動脈が走行する。

11 足の少陽胆経

GB42 地五会(ちごえ)

足背、第4・第5中足骨間、第4中足指節関節の近位陥凹部。

取り方

足指を屈曲し第4中足指節関節を確認する。

地五会は第4中足指節関節近位の凹みに取る。

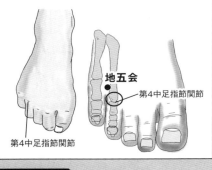

主治

頭痛	眼痛	耳鳴り

その他:難聴、急性乳腺炎、足背痛など

解剖

筋	皮下に第4背側骨間筋がある。
神経	筋枝は外側足底神経が、皮枝は浅腓骨神経が分布する。
血管	皮下に第4背側中足動脈が走行する。

GB43 侠渓(きょうけい)(胆経の榮水穴)

足背、第4・第5指間、みずかきの近位、赤白肉際。

取り方

第4・第5足指の間で、皮膚の色が変わる所(赤白肉際)に取る。

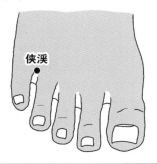

主治

頭痛	めまい	心悸

その他:難聴、耳鳴り、股関節痛など

解剖

筋	皮下に第4背側骨間筋がある。
神経	筋枝は外側足底神経が、皮枝は浅腓骨神経が分布する。
血管	皮下に背側指動脈が走行する。

GB44 足竅陰 (胆経の井金穴)

あしきょういん

足の第4指、末節骨外側、爪甲角の近位外方1分(指寸)、爪甲外側縁の垂線と爪甲基底部の水平線との交点。

取り方

第4指爪根部に引いた線と、外側縁に引いた線が交わる所に取る。

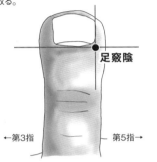

←第3指　　　第5指→

主治

片頭痛	めまい	目の充血

その他:難聴、眼痛など

解剖

筋	———
神経	皮枝は浅腓骨神経が分布する。
血管	皮下に背側指動脈が走行する。

暗記のツボ

その26:「頭竅陰」と「足竅陰」の関係とは?

黄帝内経には「肝は目に開竅し、腎は耳に開竅し、心は舌に開竅し、肺は鼻に開竅し、脾は口に開竅す」とある。「竅陰」の「竅」とはこれらの孔を意味し、「頭竅陰」、「足竅陰」ともに顔面の疾患に対応する。ちなみに「竅陰」の「陰」の文字は、肝・心・脾・肺・腎の五臓が陰に属すところから用いられている。

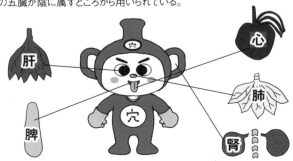

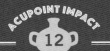

足の厥陰肝経

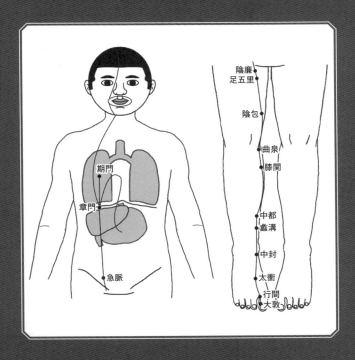

12 足の厥陰肝経

LR1 大敦（肝経の井木穴）
だいとん

足の第1指、末節骨外側、爪甲角の近位外方1分（指寸）、爪甲外側縁の垂線と爪甲基底部の水平線との交点。

取り方

足の第1指爪根部に引いた線と、外側縁に引いた線が交わる所に取る。

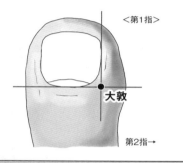

<第1指>
大敦
第2指→

主治

排尿障害	月経不調	遺尿

その他：陰部痛、精神不安など

解剖

筋	———
神経	皮枝は深腓骨神経が分布する。
血管	皮下に背側指動脈が走行する。

LR2 行間（肝経の滎火穴）
こうかん

足背、第1・第2指間、みずかきの近位、赤白肉際。

取り方

第1・第2足指の間で、皮膚の色が変わる所（赤白肉際）に取る。

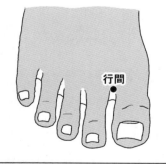

行間

主治

頭痛	月経不調	めまい

その他：精神不安、不眠など

解剖

筋	———
神経	皮枝は深腓骨神経が分布する。
血管	皮下に背側指動脈が走行する。

LR3 太衝(たいしょう) (肝の原穴、肝経の兪土穴)

足背、第1・第2中足骨間、中足骨底接合部遠位の陥凹部、足背動脈拍動部。

取り方

第1、第2中足骨の間を指で撫で上げたとき、指が止まる所で足背動脈拍動部に取る。

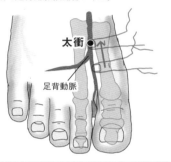

主治

頭痛	めまい	精神不安

その他:高血圧症、月経不調、咽頭部痛など

解剖

筋	皮下に第1背側骨間筋がある。
神経	筋枝は外側足底神経が、皮枝は深腓骨神経が分布する。
血管	皮下に足背動脈が走行する。

暗記のツボ

その27:「太衝」の「衝」は何を意味するのか?

経穴の名前には、「衝」という字がしばしば動脈拍動部を表すために用いられる。「太衝」の「衝」は足背動脈が触れる場所を意味する。また「太衝」以外にも動脈拍動部を触れる場所にある経穴には、しばしば「衝」の字があてられている。

<「衝」が用いられている経穴と動脈拍動>

気衝(胃経)	大腿動脈拍動部
衝陽(胃経)	足背動脈拍動部
衝門(脾経)	大腿動脈拍動部
中衝(心包経)	指動脈拍動部
太衝(肝経)	足背動脈拍動部

「少衝」(心経)や「天衝」(胆経)のように「衝」が動脈拍動部を意味しなかったり、逆に「太淵」(肺経)や「足五里」(肝経)のように動脈拍動部にあるけど、「衝」が用いられないものもあるんだ!

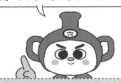

12 足の厥陰肝経

LR4 中封（肝経の経金穴）

足関節前内側、前脛骨筋腱内側の陥凹部、内果尖の前方。

取り方

足関節を背屈し、前脛骨筋腱を確認。中封は前脛骨筋腱と内果尖間の凹みに取る。

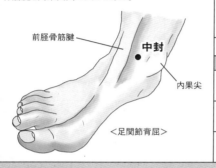
＜足関節背屈＞

主治		
鼡径部痛	陰茎痛	遺精

その他：小便不利、腰痛、足の冷えなど

解剖	
筋	皮下に前脛骨筋(腱)がある。
神経	筋枝は深腓骨神経が、皮枝は伏在神経が分布する。
血管	皮下に前内果動脈が走行する。

LR5 蠡溝（肝経の絡穴）

下腿前内側、脛骨内側面の中央、内果尖の上方5寸。

取り方

膝蓋骨尖から内果尖までを結ぶ線を15寸とする。蠡溝はその線を3等分し、内果尖から1/3の所に取る。

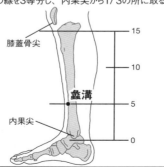

主治		
月経不調	陰部掻痒感	小便不利

その他：睾丸の腫れ・痛みなど

解剖	
筋	———
神経	皮枝は伏在神経が分布する。
血管	下行膝動脈の枝が走行する。

LR6 中都（肝経の郄穴）

下腿前内側、脛骨内側面の中央、内果尖の上方7寸。

取り方

膝蓋骨尖から内果尖までを結ぶ線を15寸とする。中都はその線の中点の下方5分の所に取る。

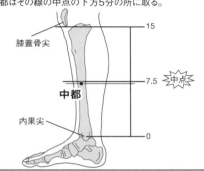

主治		
腹痛	月経不調	下痢

その他：鼠径部痛、神経症など

解剖	
筋	———
神経	皮枝は伏在神経が分布する。
血管	下行膝動脈の枝が走行する。

LR7 膝関

下腿脛骨面、脛骨内側顆の下方、陰陵泉の後方1寸。

取り方

陰陵泉（P62）の後方1寸、脛骨内側顆の下方に取る。

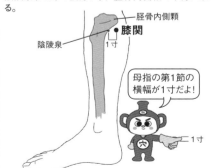

母指の第1節の横幅が1寸だよ！

主治		
膝痛	下肢麻痺	下肢痛
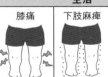		

その他：咽頭痛など

解剖	
筋	皮下に薄筋・半腱様筋がある。
神経	筋枝は閉鎖神経・脛骨神経が、皮枝は伏在神経が分布する。
血管	皮下に内側下膝動脈・下行膝動脈(伏在枝)が走行する。

12 足の厥陰肝経

LR8 曲泉（きょくせん）（肝経の合水穴）

膝内側、半腱・半膜様筋腱内側の陥凹部、膝窩横紋の内側端。

取り方

膝関節を屈曲し、半腱様筋腱・半膜様筋腱を確認する。曲泉はそれらの腱の内側の凹み、膝窩横紋内側端に取る。

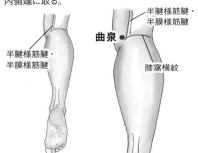

主治

月経不調	陰部掻痒感	遺精

その他：ED、膀胱炎、膝痛など

解剖

筋	皮下に薄筋・半腱様筋(腱)・半膜様筋(腱)がある。
神経	筋枝は閉鎖神経・脛骨神経が、皮枝は伏在神経が分布する。
血管	皮下に内側下膝動脈・下行膝動脈(伏在枝)が走行する。

LR9 陰包（いんぽう）

大腿部内側、薄筋と縫工筋の間、膝蓋骨底の上方4寸。

取り方

膝蓋骨底の上方4寸の高さで、縫工筋と薄筋の間に取る。

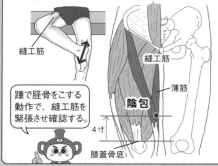

踵で脛骨をこする動作で、縫工筋を緊張させ確認する。

主治

月経不調	小便不利	遺尿

その他：腰痛、少腹痛など

解剖

筋	皮下に縫工筋・薄筋がある。
神経	筋枝は大腿神経・閉鎖神経が、皮枝は閉鎖神経が分布する。
血管	皮下に下行膝動脈(大腿動脈の枝)が走行する。

LR10 足五里（あしごり）

大腿部内側、気衝の下方3寸、動脈拍動部。

取り方

気衝(P47)の下方3寸の所、動脈拍動部に取る。

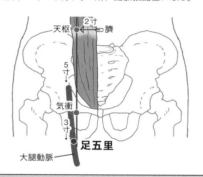

主治

少腹痛	小便不利	大腿内側痛

その他：眼疾患、嗜臥など

解剖

筋	皮下に恥骨筋・長内転筋がある。
神経	筋枝は大腿神経・閉鎖神経が、皮枝は陰部大腿神経が分布する。
血管	皮下に大腿動脈が走行する。

LR11 陰廉（いんれん）

大腿部内側、気衝の下方2寸。

取り方

気衝(P47)の下方2寸の所に取る。

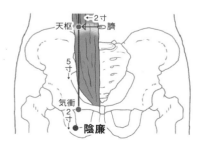

主治

月経不調	腹痛	大腿内側痛

その他：閉鎖神経痛、不妊症など

解剖

筋	皮下に恥骨筋がある。
神経	筋枝は大腿神経が、皮枝は陰部大腿神経が分布する。
血管	皮下に大腿動脈が走行する。

12 足の厥陰肝経

LR12 急脈 (きゅうみゃく)

鼡径部、恥骨結合上縁と同じ高さ、前正中線の外方2寸5分。

取り方

曲骨(P214)の外方2寸5分の所に取る。

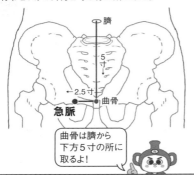

曲骨は臍から下方5寸の所に取るよ!

主治

少腹痛	鼡径部痛	睾丸痛

その他:会陰痛など

解剖

筋	皮下に外腹斜筋・内腹斜筋・精巣挙筋(男子)がある。
神経	筋枝は肋間神経・腸骨下腹神経・腸骨鼡径神経・陰部大腿神経が、皮枝は腸骨下腹神経(前皮枝)・腸骨鼡径神経が分布する。
血管	皮下に浅腹壁動脈・下腹壁動脈が走行する。

LR13 章門 (しょうもん) (脾の募穴、八会穴の臓会)

側腹部、第11肋骨端下縁。

取り方

第11肋骨下端に取る。

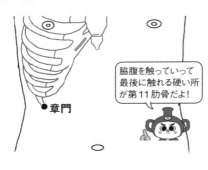

脇腹を触っていって最後に触れる硬い所が第11肋骨だよ!

主治

腹痛	嘔吐	下痢

その他:肋間神経痛、消化不良など

解剖

筋	皮下に外腹斜筋・内腹斜筋がある。
神経	筋枝は肋間神経が、皮枝は肋間神経(外側皮枝)が分布する。
血管	皮下に肋間動脈が走行する。

LR14 期門（肝の募穴）

前胸部、第6肋間、前正中線の外方4寸。

取り方

乳頭線上（女性は鎖骨中線上）で、第6肋間に取る。

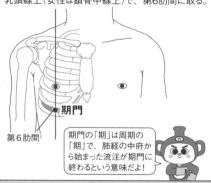

期門の「期」は周期の「期」で、肺経の中府から始まった流注が期門に終わるという意味だよ！

主治

胸脇部痛	嘔吐	しゃっくり

その他：咳嗽、腹脹、肋間神経痛など

解剖

筋	皮下に大胸筋がある。
神経	筋枝は内側・外側胸筋神経が、皮枝は肋間神経（前皮枝・外側皮枝）が分布する。
血管	皮下に肋間動脈・胸肩峰動脈が走行する。

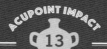

督脈

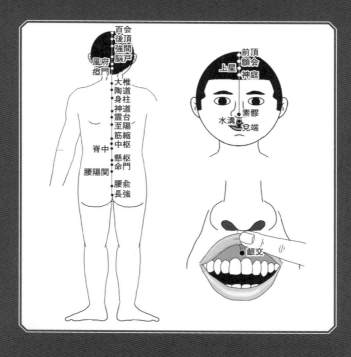

13 督脈

GV1 長強（督脈の絡穴）
ちょうきょう

会陰部、尾骨の下方、尾骨端と肛門の中央。

取り方

尾骨端と肛門の間に取る。

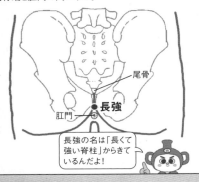

長強の名は「長くて強い脊柱」からきているんだよ！

主治

精神不安	てんかん	便の異常

その他：夜尿症、血便など

解剖

筋	皮下に肛門尾骨靱帯・外肛門括約筋がある。
神経	筋枝は陰部神経（下直腸神経）が、皮枝は陰部神経（下直腸神経）が分布する。
血管	皮下に内陰部動脈（下直腸動脈）が走行する。

GV2 腰兪
ようゆ

仙骨部、後正中線上、仙骨裂孔。

取り方

殿裂（お尻の割れ目）の直上を指で擦り上げたとき、指が止まる凹みに取る。

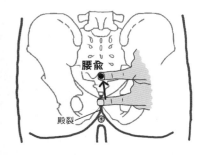

主治

月経不順	痔	腰痛

その他：下肢の麻痺など

解剖

筋	皮下に浅後仙尾靱帯がある。
神経	皮枝は仙骨神経後枝が分布する。
血管	皮下に下殿動脈が走行する。

GV3 腰陽関(こしようかん)

腰部、後正中線上、第4腰椎棘突起下方の陥凹部。

取り方

第4腰椎棘突起下縁の凹みに取る。

左右の腸骨稜の頂点を結ぶ線(ヤコビー線)は第4腰椎棘突起の高さに相当。

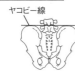
ヤコビー線

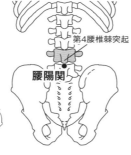
第4腰椎棘突起
腰陽関

主治

腰痛	月経不順	遺精

その他：下肢痛、下肢麻痺など

解剖

筋	皮下に棘上靱帯・棘間靱帯・棘間筋がある。
神経	筋枝は腰神経後枝が、皮枝は腰神経後枝が分布する。
血管	皮下に腰動脈背枝が走行する。

GV4 命門(めいもん)

腰部、後正中線上、第2腰椎棘突起下方の陥凹部。

取り方

第2腰椎棘突起下縁の凹みに取る。

ヤコビー線は第4腰椎棘突起の高さに相当。これを基準に第2腰椎を確認。

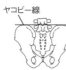
ヤコビー線

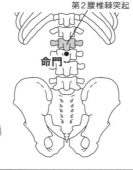
第2腰椎棘突起
命門

主治

腰痛	遺精	耳鳴り

その他：月経不順、下痢など

解剖

筋	皮下に棘上靱帯・棘間靱帯・棘間筋がある。
神経	筋枝は腰神経後枝が、皮枝は腰神経後枝が分布する。
血管	皮下に腰動脈背枝が走行する。

GV5 懸枢 (けんすう)

腰部、後正中線上、第1腰椎棘突起下方の陥凹部。

取り方

第1腰椎棘突起下縁の凹みに取る。

ヤコビー線は第4腰椎棘突起の高さに相当。これを基準に第1腰椎を確認。

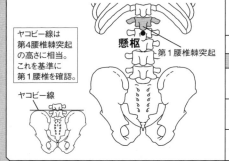

主治

下痢 / 腹痛 / 腰痛

その他：消化不良など

解剖

筋	皮下に棘上靱帯・棘間靱帯・棘間筋がある。
神経	筋枝は腰神経後枝が、皮枝は腰神経後枝が分布する。
血管	皮下に腰動脈背枝が走行する。

GV6 脊中 (せきちゅう)

上背部、後正中線上、第11胸椎棘突起下方の陥凹部。

取り方

第11胸椎棘突起下縁の凹みに取る。

肩甲下角を結ぶ線は第7胸椎棘突起下縁に一致。そこを目安に第11胸椎棘突起を確認。

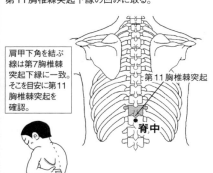

主治

下痢 / 痔 / 腰痛

その他：血便、黄疸など

解剖

筋	皮下に棘上靱帯・棘間靱帯がある。
神経	皮枝は胸神経後枝が分布する。
血管	皮下に肋間動脈背枝が走行する。

GV7 中枢(ちゅうすう)

上背部、後正中線上、第10胸椎棘突起下方の陥凹部。

取り方

第10胸椎棘突起下縁の凹みに取る。

肩甲下角を結ぶ線は第7胸椎棘突起下縁に一致。そこを目安に第10胸椎棘突起を確認。

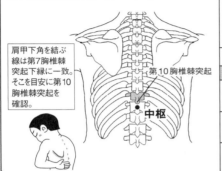

主治		
腹脹	食欲不振	発熱

その他:腰痛、背部痛など

解剖

筋	皮下に棘上靱帯・棘間靱帯がある。
神経	皮枝は胸神経後枝が分布する。
血管	皮下に肋間動脈背枝が走行する。

GV8 筋縮(きんしゅく)

上背部、後正中線上、第9胸椎棘突起下方の陥凹部。

取り方

第9胸椎棘突起下縁の凹みに取る。

肩甲下角を結ぶ線は第7胸椎棘突起下縁に一致。そこを目安に第9胸椎棘突起を確認。

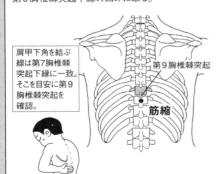

主治		
胃痛	精神不安	てんかん

その他:不眠、心痛など

解剖

筋	皮下に棘上靱帯・棘間靱帯がある。
神経	皮枝は胸神経後枝が分布する。
血管	皮下に肋間動脈背枝が走行する。

督脈

GV9 至陽 (しよう)

上背部、後正中線上、第7胸椎棘突起下方の陥凹部。

取り方

第7胸椎棘突起下縁の凹みに取る。

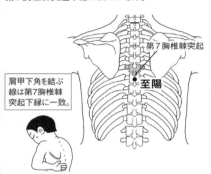

肩甲下角を結ぶ線は第7胸椎棘突起下縁に一致。

第7胸椎棘突起
● 至陽

主治

咳嗽	気喘	黄疸

その他：胃痛、背部痛など

解剖

筋	皮下に棘上靱帯・棘間靱帯がある。
神経	皮枝は胸神経後枝が分布する。
血管	皮下に肋間動脈背枝が走行する。

その28：「至陽」の名前の由来とは？

原則的に人の体の背側は陽で、腹側は陰である。また、体の上部は陽であり下部は陰である。人の体の上下を隔てているのは横隔膜であり、横隔膜より上部は陽である。「至陽」は横隔膜の高さにあり、人体における至上の陽中の陽に位置するため、この名がついたとされる。

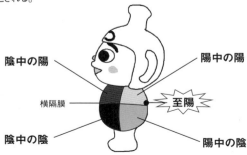

陰中の陽　　陽中の陽
横隔膜　　　至陽
陰中の陰　　陽中の陰

202

GV10 霊台 (れいだい)

上背部、後正中線上、第6胸椎棘突起下方の陥凹部。

取り方

第6胸椎棘突起下縁の凹みに取る。

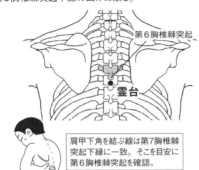

肩甲下角を結ぶ線は第7胸椎棘突起下縁に一致。そこを目安に第6胸椎棘突起を確認。

主治

咳嗽	気喘	心疾患

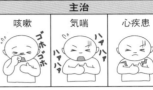

その他：背部のこわばりなど

解剖

筋	皮下に棘上靱帯・棘間靱帯がある。
神経	皮枝は胸神経後枝が分布する。
血管	皮下に肋間動脈背枝が走行する。

GV11 神道 (しんどう)

上背部、後正中線上、第5胸椎棘突起下方の陥凹部。

取り方

第5胸椎棘突起下縁の凹みに取る。

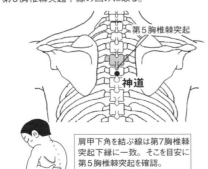

肩甲下角を結ぶ線は第7胸椎棘突起下縁に一致。そこを目安に第5胸椎棘突起を確認。

主治

健忘	発熱	頭痛

その他：心痛、動悸など

解剖

筋	皮下に棘上靱帯・棘間靱帯がある。
神経	皮枝は胸神経後枝が分布する。
血管	皮下に肋間動脈背枝が走行する。

GV12 身柱 (しんちゅう)

上背部、後正中線上、第3胸椎棘突起下方の陥凹部。

取り方

第3胸椎棘突起下縁の凹みに取る。

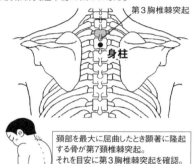

頸部を最大に屈曲したとき顕著に隆起する骨が第7頸椎棘突起。
それを目安に第3胸椎棘突起を確認。

主治

咳嗽	気喘	精神不安

その他：てんかんなど

解剖

筋	皮下に棘上靭帯・棘間靭帯がある。
神経	皮枝は胸神経後枝が分布する。
血管	皮下に肋間動脈背枝が走行する。

GV13 陶道 (とうどう)

上背部、後正中線上、第1胸椎棘突起下方の陥凹部。

取り方

第1胸椎棘突起下縁の凹みに取る。

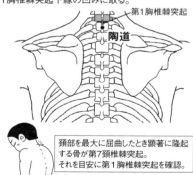

頸部を最大に屈曲したとき顕著に隆起する骨が第7頸椎棘突起。
それを目安に第1胸椎棘突起を確認。

主治

頭痛	熱病	背部痛

その他：頭重など

解剖

筋	皮下に棘上靭帯・棘間靭帯がある。
神経	皮枝は胸神経後枝が分布する。
血管	皮下に肋間動脈背枝が走行する。

GV14 大椎（だいつい）

後頸部、後正中線上、第7頸椎棘突起下方の陥凹部。

取り方

第7頸椎棘突起下縁の凹みに取る。

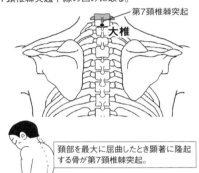

頸部を最大に屈曲したとき顕著に隆起する骨が第7頸椎棘突起。

主治

熱病	咽頭部痛	咳嗽

その他：感冒、寝汗など

解剖

筋	皮下に棘上靱帯・棘間靱帯・棘間筋がある。
神経	筋枝は頸神経後枝が、皮枝は頸神経後枝が分布する。
血管	皮下に頸横動脈上行枝が走行する。

GV15 瘂門（あもん）

後頸部、後正中線上、第2頸椎棘突起上方の陥凹部。

取り方

後正中線上、風府（P206）の下方5分の所に取る。

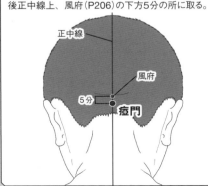

主治

失語	てんかん	鼻血

その他：頭痛、項部のこわばりなど

解剖

筋	皮下に項靱帯・棘間筋がある。
神経	筋枝は頸神経後枝が、皮枝は頸神経後枝が分布する。
血管	皮下に頸横動脈上行枝が走行する。

13 督脈

GV16 風府（ふうふ）

後頸部、後正中線上、外後頭隆起の直下、左右の僧帽筋間の陥凹部。

取り方

後頭部を軽く屈曲した状態で、後髪際中央から上方に指で撫でたとき、指が止まる所に取る。

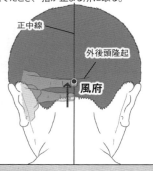

主治

頭痛	精神異常	めまい

その他：項部のこわばり、失語など

解剖

筋	皮下に項靱帯がある。
神経	皮枝は大後頭神経が分布する。
血管	皮下に後頭動脈・頚横動脈上行枝が走行する。

GV17 脳戸（のうこ）

頭部、外後頭隆起上方の陥凹部。

取り方

後正中線上で外後頭隆起上方の凹みに取る。

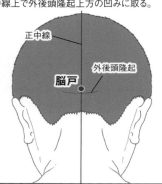

主治

めまい	精神不安	頭痛

その他：項部のこわばり、視力低下など

解剖

筋	皮下に後頭筋がある。
神経	筋枝は顔面神経が、皮枝は大後頭神経が分布する。
血管	皮下に後頭動脈が走行する。

GV18 強間(きょうかん)

頭部、後正中線上、後髪際の上方4寸。

取り方

脳戸(P206)の上方1.5寸の所に取る。

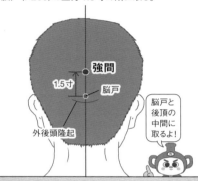

脳戸と後頂の中間に取るよ!

主治

頭痛	精神不安	めまい

その他:不眠、嘔吐など

解剖

筋	皮下に帽状腱膜がある。
神経	皮枝は大後頭神経が分布する。
血管	皮下に後頭動脈が走行する。

GV19 後頂(ごちょう)

頭部、後正中線上、後髪際の上方5寸5分。

取り方

脳戸(P206)の上方3寸の所に取る。

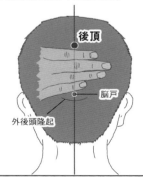

主治

頭痛	めまい	不眠

その他:精神不安、てんかんなど

解剖

筋	皮下に帽状腱膜がある。
神経	皮枝は大後頭神経が分布する。
血管	皮下に後頭動脈が走行する。

GV20 百会 (ひゃくえ)

頭部、前正中線上、前髪際の後方5寸。

取り方

左右の耳を前に折り畳み、その上角を結んだ線の中点に取る。

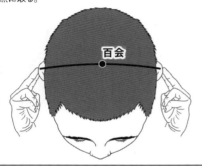

主治

頭痛	めまい	耳鳴り

その他：鼻閉、精神不安、脱肛など

解剖

筋	皮下に帽状腱膜がある。
神経	皮枝は大後頭神経・眼神経（三叉神経第1枝）が分布する。
血管	皮下に眼窩上動脈・浅側頭動脈・後頭動脈が走行する。

GV21 前頂 (ぜんちょう)

頭部、前正中線上、前髪際の後方3寸5分。

取り方

百会の前方1.5寸の所に取る。

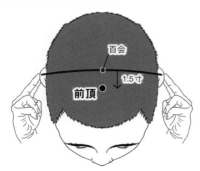

主治

めまい	頭痛	不眠

その他：鼻炎など

解剖

筋	皮下に帽状腱膜がある。
神経	皮枝は眼神経（三叉神経第1枝）が分布する。
血管	皮下に眼窩上動脈が走行する。

GV22 顖会 (しんえ)

頭部、前正中線上、前髪際の後方2寸。

取り方

百会の前方3寸の所に取る。

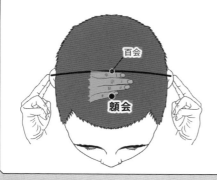

主治		
頭痛	めまい	てんかん

その他：顔面浮腫など

解剖

筋	皮下に帽状腱膜・前頭筋がある。
神経	筋枝は顔面神経(側頭枝・頬骨枝)が、皮枝は眼神経(三叉神経第1枝)が分布する。
血管	皮下に眼窩上動脈が走行する。

GV23 上星 (じょうせい)

頭部、前正中線上、前髪際の後方1寸。

取り方

前正中線上で、前髪際の後方1寸に取る。

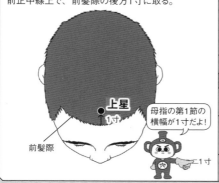

母指の第1節の横幅が1寸だよ！

主治		
精神不安	頭痛	熱病

その他：めまい、眼痛、鼻炎など

解剖

筋	皮下に前頭筋がある。
神経	筋枝は顔面神経(側頭枝・頬骨枝)が、皮枝は眼神経(三叉神経第1枝)が分布する。
血管	皮下に滑車上動脈・眼窩上動脈が走行する。

13 督脈

GV24 神庭（しんてい）

頭部、前正中線上、前髪際の後方5分。

取り方

前正中線上で、前髪際の後方5分に取る。

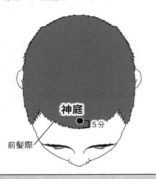

主治

精神不安	てんかん	気喘

その他：嘔吐、心悸亢進、不眠など

解剖

筋	皮下に前頭筋がある。
神経	筋枝は顔面神経（側頭枝・頬骨枝）が、皮枝は眼神経（三叉神経第1枝）が分布する。
血管	皮下に滑車上動脈・眼窩上動脈が走行する。

GV25 素髎（そりょう）

顔面部、鼻の尖端。

取り方

鼻の最も尖った所に取る。

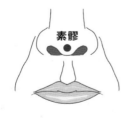

素髎の「素」は白を意味し、五行で白に属す肺に鼻が開竅するから「素髎」というんだ。

主治

鼻づまり	鼻炎	鼻血

その他：気喘、意識障害など

解剖

筋	———
神経	皮枝は眼神経（三叉神経第1枝）が分布する。
血管	皮下に顔面動脈・鼻背動脈が走行する。

GV26 水溝(すいこう)

顔面部、人中溝の中点。

取り方

人中溝の中点に取る。

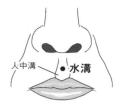

別説

顔面部、人中溝の上から3分の1。

取り方 鼻中隔直下と上唇の垂線上、鼻中隔直下から1/3の所に取る。

主治

精神不安	てんかん	鼻血

その他:顔面神経麻痺、顔面浮腫、腰痛など

解剖

筋	皮下に口輪筋がある。
神経	筋枝は顔面神経(頬筋枝・下顎縁枝)が、皮枝は上顎神経(三叉神経第2枝)が分布する。
血管	皮下に上唇動脈が走行する。

その29:水溝(人中)の名前の由来とは?

水溝は別名「人中」という。鼻は呼吸によって天の気を取り込み、口は飲食によって地の気を取り込む。「人中」は天の気を取り込む鼻と、地の気を取り込む口の間にあるためこの名がついた(人は天と地の中間にある)。

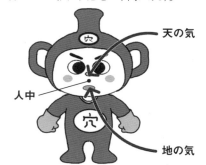

GV27 兌端 (だたん)

顔面部、上唇結節上縁の中点。

取り方
上唇の中央、皮膚の色が変わる所に取る。

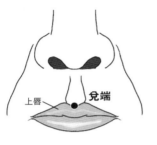

主治
てんかん	歯肉炎	鼻づまり

その他：歯痛など

解剖
筋	皮下に口輪筋がある。
神経	筋枝は顔面神経（頬筋枝・下顎縁枝）が、皮枝は上顎神経（三叉神経第2枝）が分布する。
血管	皮下に上唇動脈が走行する。

GV28 齦交 (ぎんこう)

顔面部、上歯齦、上唇小帯の接合部。

取り方
歯齦（歯茎）で、上唇小帯の接合部に取る。

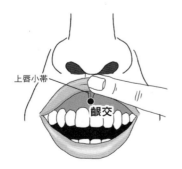

主治
眼痛	歯肉炎	鼻づまり

その他：歯間出血、痔など

解剖
筋	皮下に上唇小帯がある。
神経	皮枝は上顎神経（三叉神経第2枝）が分布する。
血管	皮下に前上歯槽動脈が走行する。

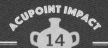

任脈

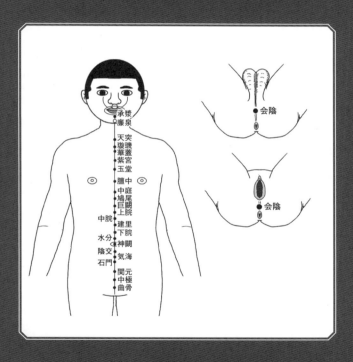

14 任脈

CV1 会陰(えいん)

会陰部、男性は陰嚢根部と肛門を結ぶ線の中点、女性は後陰唇交連と肛門を結ぶ線の中点。

取り方

男性:陰嚢根部と肛門を結ぶ線の中点に取る。
女性:後陰唇交連と肛門を結ぶ線の中点に取る。

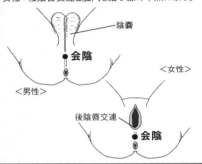

主治

| 意識障害 | 大小便不利 | 痔 |

その他:溺水窒息、陰部痛など

解剖

筋	皮下に会陰腱中心、外肛門括約筋がある。
神経	筋枝は陰部神経が、皮枝は後大腿皮神経(会陰枝)・陰部神経(下直腸神経・会陰神経)が分布する。
血管	皮下に内陰部動脈が走行する。

CV2 曲骨(きょっこつ)

下腹部、前正中線上、恥骨結合上縁。

取り方

神闕(P218)から下方5寸の所に取る。

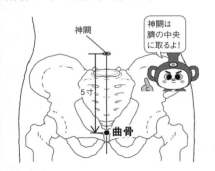

神闕は臍の中央に取るよ!

主治

| 膀胱炎 | 遺尿 | ED |

その他:陰部掻痒感、月経不順など

解剖

筋	皮下に白線がある。
神経	皮枝は腸骨下腹神経(前皮枝)・腸骨鼠径神経が分布する。
血管	皮下に浅腹壁動脈・下腹壁動脈が走行する。

CV3 中極（膀胱の募穴）

下腹部、前正中線上、臍中央の下方4寸。

取り方

神闕(P218)の下方4寸、曲骨(P214)の上方1寸の所に取る。

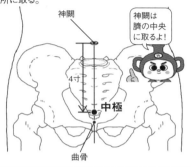

主治

遺精	ED	小便不利

その他：遺尿、月経不順など

解剖

筋	皮下に白線がある。
神経	皮枝は腸骨下腹神経（前皮枝）が分布する。
血管	皮下に浅腹壁動脈・下腹壁動脈が走行する。

CV4 関元（小腸の募穴）

下腹部、前正中線上、臍中央の下方3寸。

取り方

神闕(P218)の下方3寸の所に取る。

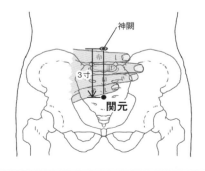

主治

月経不調	遺尿	ED

その他：頻尿、不妊症など

解剖

筋	皮下に白線がある。
神経	皮枝は肋間神経（前皮枝）・腸骨下腹神経（前皮枝）が分布する。
血管	皮下に浅腹壁動脈・下腹壁動脈が走行する。

14 任脈

CV5 石門 (せきもん) (三焦の募穴)

下腹部、前正中線上、臍中央の下方2寸。

取り方

神闕（P218）の下方2寸の所に取る。

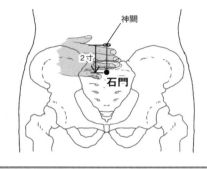

主治

下痢	動悸	小便不利

その他：浮腫、不正性器出血など

解剖

筋	皮下に白線がある。
神経	皮枝は肋間神経（前皮枝）が分布する。
血管	皮下に浅腹壁動脈・下腹壁動脈が走行する。

その30：石門と不妊の関係とは？

「石門」の「石」は石女（うまずめ）、すなわち不妊症の女性を意味する。「石門」への施術は不妊症にさせてしまうと考えられてきた。別説でも赤ちゃんの出てくる出口（石の門）を固く閉ざしてしまうため、妊娠を望む女性には禁忌とされてきた（諸説あり）。

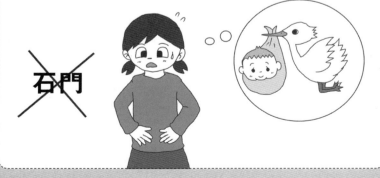

CV6 気海（きかい）

下腹部、前正中線上、臍中央の下方1寸5分。

取り方

神闕(P218)の下方1.5寸の所に取る。

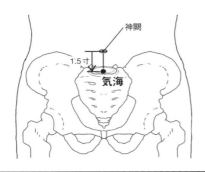

主治

月経不調	ED	下腹部痛

その他：月経痛、下痢、浮腫など

解剖

筋	皮下に白線がある。
神経	皮枝は肋間神経(前皮枝)が分布する。
血管	皮下に浅腹壁動脈・下腹壁動脈が走行する。

CV7 陰交（いんこう）

下腹部、前正中線上、臍中央の下方1寸。

取り方

神闕(P218)の下方1寸の所に取る。

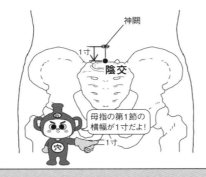

母指の第1節の横幅が1寸だよ！

主治

月経不順	腹痛	小便不利

その他：不正性器出血、下痢、鼡径部痛など

解剖

筋	皮下に白線がある。
神経	皮枝は肋間神経(前皮枝)が分布する。
血管	皮下に浅腹壁動脈・下腹壁動脈が走行する。

14 任脈

CV8 神闕（しんけつ）

上腹部、臍の中央。

取り方

臍の真ん中に取る。

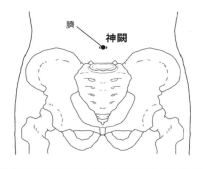

主治

浮腫	下痢	腹痛

その他：てんかん、脱肛など

解剖

筋	―
神経	皮枝は肋間神経（前皮枝）が分布する。
血管	皮下に浅腹壁動脈・下腹壁動脈・上腹壁動脈が走行する。

CV9 水分（すいぶん）

上腹部、前正中線上、臍中央の上方1寸。

取り方

神闕の上方1寸の所に取る。

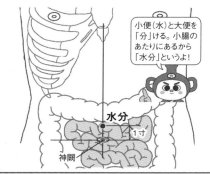

小便(水)と大便を「分」ける。小腸のあたりにあるから「水分」というよ！

主治

浮腫	腹痛	大小便不利

その他：下痢、腹脹など

解剖

筋	皮下に白線がある。
神経	皮枝は肋間神経（前皮枝）が分布する。
血管	皮下に上腹壁動脈が走行する。

CV10 下脘(げかん)

上腹部、前正中線上、臍中央の上方2寸。

取り方

神闕(P218)の上方2寸の所に取る。

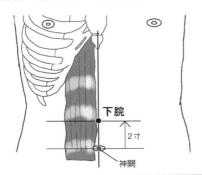

主治		
腹脹	嘔吐	しゃっくり

その他：消化不良、下痢など

解剖	
筋	皮下に白線がある。
神経	皮枝は肋間神経(前皮枝)が分布する。
血管	皮下に上腹壁動脈が走行する。

CV11 建里(けんり)

上腹部、前正中線上、臍中央の上方3寸。

取り方

神闕(P218)の上方3寸の所に取る。

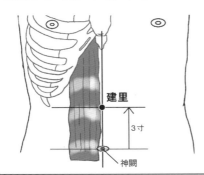

主治		
胃痛	腹脹	嘔吐

その他：食欲不振、浮腫など

解剖	
筋	皮下に白線がある。
神経	皮枝は肋間神経(前皮枝)が分布する。
血管	皮下に上腹壁動脈が走行する。

CV12 中脘（胃の募穴、八会穴の腑会）

上腹部、前正中線上、臍中央の上方4寸。

取り方

神闕(P218)の上方4寸で、神闕と中庭(P222)を結ぶ線の中点に取る。

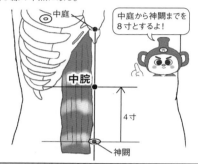

中庭から神闕までを8寸とするよ！

主治

胃痛	腹脹	嘔吐

その他：つわり、不眠など

解剖

筋	皮下に白線がある。
神経	皮枝は肋間神経（前皮枝）が分布する。
血管	皮下に上腹壁動脈が走行する。

CV13 上脘

上腹部、前正中線上、臍中央の上方5寸。

取り方

神闕(P218)の上方5寸、中脘の上方1寸の所に取る。

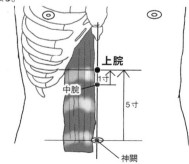

主治

腹脹	胃痛	嘔吐

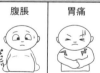

その他：食欲不振、便の異常、黄疸など

解剖

筋	皮下に白線がある。
神経	皮枝は肋間神経（前皮枝）が分布する。
血管	皮下に上腹壁動脈が走行する。

その31：上腕、中脘、下脘は何を指すのか？

「上脘」、「中脘」、「下脘」の「脘」は胃の部位を表している。「上脘」は噴門、「中脘」は小弯部、「下脘」は幽門をそれぞれさす。

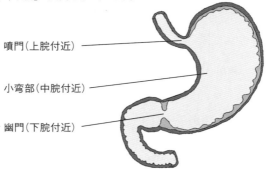

噴門（上脘付近）
小弯部（中脘付近）
幽門（下脘付近）

CV14 巨闕 (こけつ)（心の募穴）

上腹部、前正中線上、臍中央の上方6寸。

取り方

神闕（P218）の上方6寸、中庭（P222）の下方2寸の所に取る。

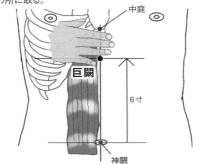

主治		
胸痛	咳嗽	動悸

その他：精神不安、健忘、てんかん、胃痛など

解剖

筋	皮下に白線がある。
神経	皮枝は肋間神経（前皮枝）が分布する。
血管	皮下に上腹壁動脈が走行する。

14 任脈

CV15 鳩尾（きゅうび）（任脈の絡穴）

上腹部、前正中線上、胸骨体下端の下方1寸。

取り方

中庭の下方1寸の所に取る。

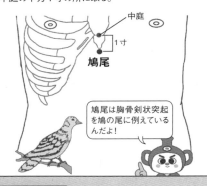

鳩尾は胸骨剣状突起を鳩の尾に例えているんだよ！

主治

てんかん	精神不安	皮膚の掻痒感

その他：胸満、嘔吐、胃痛など

解剖

筋	皮下に白線がある。
神経	皮枝は肋間神経（前皮枝）が分布する。
血管	皮下に上腹壁動脈が走行する。

CV16 中庭（ちゅうてい）

前胸部、前正中線上、胸骨体下端の中点。

取り方

胸骨剣状突起を上方へ指で撫で上げると、胸骨体下端で指が止まる。

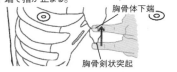

中庭は前正中線と胸骨体下端が交わる所に取る。

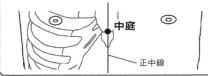

主治

胸痛	嘔吐	気喘

その他：胸腹脹満、心痛、胃酸過多など

解剖

筋	———
神経	皮枝は肋間神経（前皮枝）が分布する。
血管	皮下に内胸動脈の枝が走行する。

CV17 膻中（だんちゅう）（心包の募穴、八会穴の気会）

前胸部、前正中線上、第4肋間と同じ高さ。

取り方

前正中線上で、第4肋間の高さに取る。

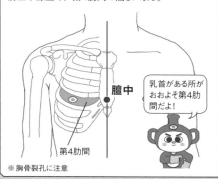

※ 胸骨裂孔に注意

主治		
胸痛	気喘	咳嗽

その他：しゃっくり、乳汁分泌不全など

解剖

筋	———
神経	皮枝は肋間神経（前皮枝）が分布する。
血管	皮下に内胸動脈の枝が走行する。

CV18 玉堂（ぎょくどう）

前胸部、前正中線上、第3肋間と同じ高さ。

取り方

前正中線上で、第3肋間の高さに取る。

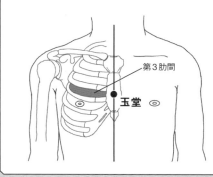

主治		
胸痛	咳嗽	気喘

その他：嘔吐、胸脇部痛など

解剖

筋	———
神経	皮枝は肋間神経（前皮枝）が分布する。
血管	皮下に内胸動脈の枝が走行する。

14 任脈

CV19 紫宮 (しきゅう)

前胸部、前正中線上、第2肋間と同じ高さ。

取り方

前正中線上で、第2肋間の高さに取る。

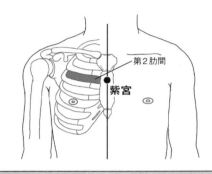

主治		
胸痛	咳嗽	気喘

その他：嘔吐、吐血、喀血など

解剖

筋	――――
神経	皮枝は肋間神経（前皮枝）が分布する。
血管	皮下に内胸動脈の枝が走行する。

CV20 華蓋 (かがい)

前胸部、前正中線上、第1肋間と同じ高さ。

取り方

前胸部、前正中線上、第1肋間と同じ高さに取る。

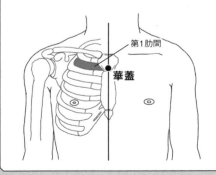

主治		
胸痛	咳嗽	気喘

その他：咽頭部痛など

解剖

筋	――――
神経	皮枝は鎖骨上神経・肋間神経（前皮枝）が分布する。
血管	皮下に内胸動脈の枝が走行する。

CV21 璇璣(せんき)

前胸部、前正中線上、頸窩(胸骨上窩)の下方1寸。

取り方

天突の下方1寸の所に取る。

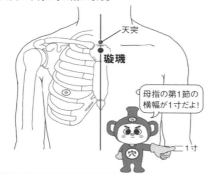

主治		
胸痛	咳嗽	気喘

その他：咽頭部痛など

解剖

筋	———
神経	皮枝は鎖骨上神経・肋間神経(前皮枝)が分布する。
血管	皮下に内胸動脈の枝が走行する。

CV22 天突(てんとつ)

前頸部、前正中線上、頸窩(胸骨上窩)の中央。

取り方

前正中線上、左右の鎖骨内端の間の凹みに取る。

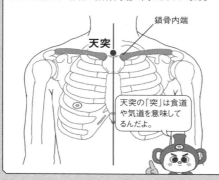

主治		
咳嗽	咽頭部痛	気喘

その他：失語症、喉の乾燥など

解剖

筋	皮下に胸骨舌骨筋がある。
神経	筋枝は頸神経ワナ、皮枝は頸横神経が分布する。
血管	皮下に下甲状腺動脈が走行する。

14 任脈

CV23 廉泉（れんせん）

前頸部、前正中線上、喉頭隆起上方、舌骨の上方陥凹部。

取り方

頸部を上から指で撫で下ろし、舌骨を確認する。廉泉は舌骨の上方の凹みに取る。

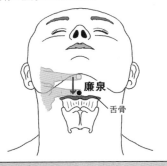

主治

失語	嚥下障害	舌下腫脹

その他：舌のこわばりなど

解剖

筋	———
神経	皮枝は頸横神経が分布する。
血管	皮下に上甲状腺動脈が走行する。

CV24 承漿（しょうしょう）

顔面部、オトガイ唇溝中央の陥凹部。

取り方

オトガイ唇溝の中央の所に取る。

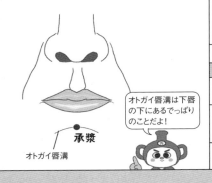

オトガイ唇溝は下唇の下にあるでっぱりのことだよ！

主治

歯痛	顔面麻痺	顔面浮腫

その他：歯肉炎など

解剖

筋	皮下に口輪筋・下唇下制筋がある。
神経	筋枝は顔面神経（下顎縁枝）が、皮枝は下顎神経（三叉神経第3枝）が分布する。
血管	皮下に下唇動脈が走行する。

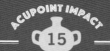

奇穴

奇穴とは、十四経脈には属さないが、
鍼灸施術によってさまざまな
効果がみられる経穴のことである。
本章では、奇穴の他、よく知られている
経穴の組み合わせを解説する。

15 奇穴

頭頚部

四神聡 (ししんそう)

取り方

百会(P208)の前後左右それぞれ1寸の所に取る。

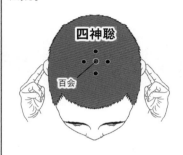

主治	頭痛、めまい、中風など

印堂 (いんどう)

取り方

左右の眉毛中央の凹みに取る。

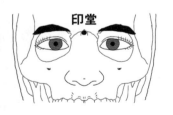

主治	頭痛、めまい、不眠など

魚腰 (ぎょよう)

取り方

眉毛中央の凹みに取る。

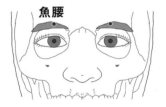

主治	白内障、老眼、眼瞼下垂など

※ 中風:脳血管障害の後遺症

太陽（別名：当容）
たいよう／とうよう

取り方
眉毛外端と外眼角を結んだ線の中点から後方1寸の所に取る。

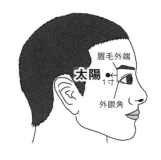

主治	片頭痛、眼精疲労、顔のむくみなど

球後
きゅうご

取り方
内眼角と外眼角を結ぶ線を4等分する。外方から1/4の垂線と眼窩下縁が交わる所に取る。

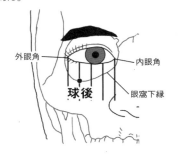

主治	眼精疲労、眼瞼痙攣、近視、視神経炎など

牽正
けんせい

取り方
下関（P35）の垂線と、耳垂下縁の水平線が交わる所に取る。

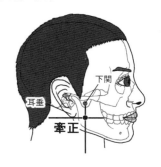

主治	顔面神経麻痺、歯痛、耳下腺炎など

夾承漿
きょうしょうしょう

取り方
承漿（P226）の外方1寸の所に取る。

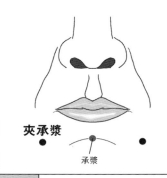

主治	歯痛、顔面神経麻痺、歯根炎など

15 奇穴

翳明（えいめい）

取り方
翳風（P157）の後方約１寸で、乳様突起の直下に取る。

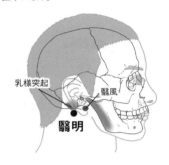

主治	耳鳴り、老視、白内障、めまい、不眠など

胸腹部と背部

子宮（しきゅう）

取り方
中極（P215）の外方３寸の所に取る。

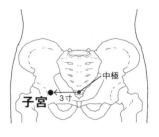

主治	月経不順、不妊症、腟炎、月経痛、膀胱炎など

定_{てい}喘_{ぜん}（別名：治_{ちぜん}喘）

取り方

第7頚椎棘突起下縁の外方5分の所に取る。

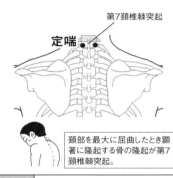

第7頚椎棘突起

定喘

頚部を最大に屈曲したとき顕著に隆起する骨の隆起が第7頚椎棘突起。

主治	咳嗽、気喘、蕁麻疹など

巨_こ闕_{けつ}兪_ゆ

取り方

第4胸椎棘突起下縁の凹みに取る。

第4胸椎棘突起

巨闕兪

頚部を最大に屈曲したとき顕著に隆起する骨の隆起が第7頚椎棘突起。それを目安に第4胸椎棘突起を確認。

主治	気管支炎、心疾患、肋間神経痛など

接_{せっ}脊_{せき}（別名：接_{せっこつ}骨）

取り方

第12胸椎棘突起下縁の凹みに取る。

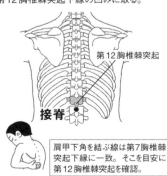

第12胸椎棘突起

接脊

肩甲下角を結ぶ線は第7胸椎棘突起下縁に一致。そこを目安に第12胸椎棘突起を確認。

主治	腹痛、下痢、小児の腹部疾患など

痞_ひ根_{こん}

取り方

第1腰椎棘突起下縁の高さで、後正中線の3.5寸外方に取る（肓門の外側5分）。

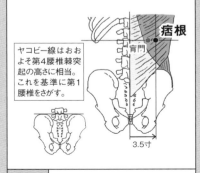

痞根

肓門

ヤコビー線はおおよそ第4腰椎棘突起の高さに相当。これを基準に第1腰椎をさがす。

3.5寸

主治	腰痛、胃腸炎など

15 奇穴

下極俞(げきょくゆ)

取り方
第3腰椎棘突起下縁の凹みに取る。

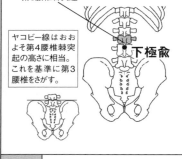

第3腰椎棘突起

ヤコビー線はおおよそ第4腰椎棘突起の高さに相当。これを基準に第3腰椎をさがす。

下極俞

主治	腰痛、腹痛、膀胱炎など

腰眼(ようがん)

取り方
第4腰椎棘突起下縁の高さで、後正中線の3.5寸外方に取る(大腸俞の外側2寸)。

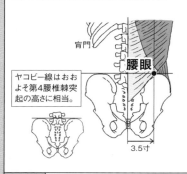

肓門

ヤコビー線はおおよそ第4腰椎棘突起の高さに相当。

腰眼

3.5寸

主治	腰痛、生殖器の炎症など

十七椎(じゅうななつい)(別名:上仙(じょうせん))

取り方
第5腰椎棘突起下縁の凹みに取る。

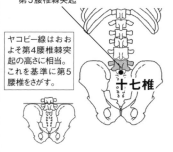

第5腰椎棘突起

ヤコビー線はおおよそ第4腰椎棘突起の高さに相当。これを基準に第5腰椎をさがす。

十七椎

主治	排尿困難、腰痛、月経痛など

夾脊(きょうせき)(別名:華佗夾脊(かだきょうせき))

取り方
第1胸椎棘突起から第5腰椎棘突起下縁の高さで、後正中線の外方5分に取る。

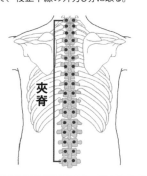

夾脊

主治	上部:肺・上肢の疾患 下部:胃腸疾患 腰部:腰腹部の疾患・肢の疾患

四華 (しか)

取り方

① 患者は直立位。紐の中央部を大椎（P205）にあて両端を前方に回し、鳩尾（P222）の部で交差させ切断する。

② ①の紐の中央部を甲状軟骨にあて背部に回し、両端が後正中線で合わさる所を「仮点」とする。

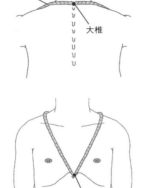

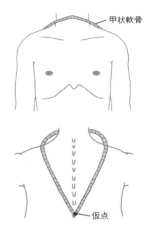

③ 患者の右の口角・鼻中隔・左の口角を結ぶ長さの紐を作る

④ ③の紐の中央部を「仮点」にあて、垂直方向、水平方向に伸ばしたとき、紐の両端部に4穴取る。

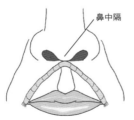

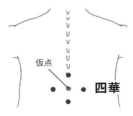

| 主治 | 呼吸器疾患（結核や喘息）、心疾患 |

患門 (かんもん)

取り方

① 患者は直立位。足の第1指先端に紐の先端を踏ませ、足底、下腿後面正中線を上行させ、委中(P109)の部で切断する。

② ①の紐の一端を鼻尖にあて、前正中線に沿って頭部を上行させ、頭部から後正中線に沿って後方に垂らし紐の下端が脊柱上にあたる所に「仮点」を取る。

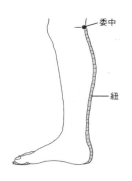

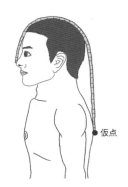

③ 患者の右の口角・鼻中隔・左の口角を結ぶ長さの紐を作る。

④ ③の紐の中央部を「仮点」にあて、水平方向に伸ばしたとき、紐の両端部に2穴取る。

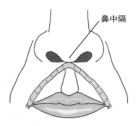

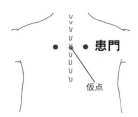

主治	呼吸器疾患(結核や喘息)、心疾患

上肢部

肩内陵（別名：肩前）
けんないりょう（けんぜん）

取り方

腋窩横紋前端と肩髃（P27）を線で結び、その中点に取る。

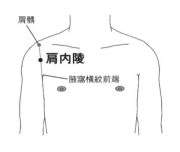

| 主治 | 肩関節周囲炎、片麻痺など |

腰痛点（別名：腰腿点）
ようつうてん（ようたいてん）

取り方

第2・3中手骨底、第4・5中手骨底間の凹みに取る。

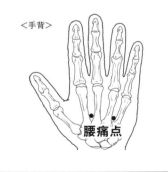

| 主治 | 腰痛など |

落枕（別名：外労宮）
らくちん（そとろうきゅう）

取り方

第2・3中手指節関節の近位にある凹みに取る。

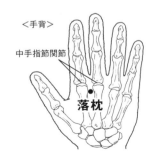

| 主治 | 寝違えなど |

15 奇穴

八邪(はちじゃ)

取り方

手を軽く握ったときにできる、各中手指節関節の間に取る。

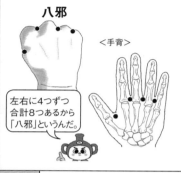

左右に4つずつ合計8つあるから「八邪」というんだ。

主治	歯痛、頭痛、指先の痺れなど

四縫(しほう)

取り方

示指〜小指の掌側、近位指節関節横紋の中央に取る。

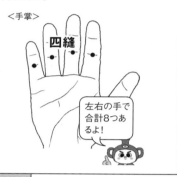

左右の手で合計8つあるよ！

主治	小児のヒステリー、小児の消化器疾患など

十宣(じゅっせん)(別名:鬼城(きじょう)・十指端(じゅっしたん))

取り方

両手の各指先の中央に取る。

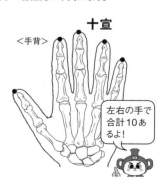

左右の手で合計10あるよ！

主治	発熱、失神、熱中症、昏迷など

下肢部

鶴頂 (別名：膝頂)

取り方

膝蓋骨底の中央の凹みに取る。

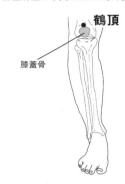

主治	膝関節痛、下肢の麻痺など

内膝眼

取り方

膝蓋靱帯の内方にある凹みに取る。

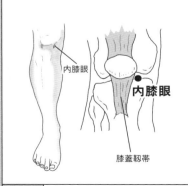

主治	膝関節痛、下肢痛、中風など

胆嚢点 (別名：膽嚢点)

取り方

陽陵泉（P180）の約1寸下方に取る。

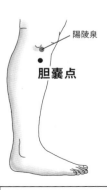

主治	胆石症、胆嚢炎、胸脇痛、下肢痛など

15 奇穴

闌尾 (らんび)

取り方

足三里(P51)の約2寸下方に取る。

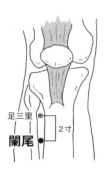

主治 腹痛、虫垂炎など

八風 (はっぷう)

取り方

左右の各中足指節関節の間に取る。

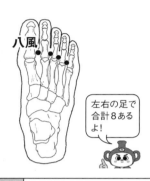

左右の足で合計8あるよ!

主治 足背痛、冷え症、足指痛など

裏内庭 (うらないてい)

取り方

第2指の最も高い所に墨で印をつけ、足の指を屈曲したとき、足底に墨がついた所に取る。

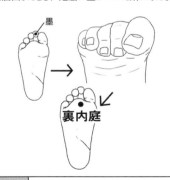

主治 食中毒、嘔吐、つわりなど

失眠 (しつみん)

取り方

踵の中心に取る。

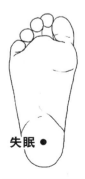

主治 不眠、足の冷えなど

よく知られている経穴の組み合わせ

六つ灸

取り方

左右の膈兪、肝兪、脾兪を取る。

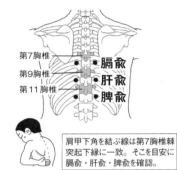

肩甲下角を結ぶ線は第7胸椎棘突起下縁に一致。そこを目安に膈兪・肝兪・脾兪を確認。

| 主治 | 胃疾患など |

小児斜差の灸

取り方

男児：左の肝兪、右の脾兪を取る。
女児：左の脾兪、右の肝兪を取る。

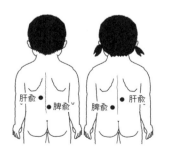

| 主治 | 夜泣き、疳の虫など |

脚気八処の穴

取り方

風市、伏兎、犢鼻、外膝眼、足三里、上巨虚、下巨虚、懸鍾（絶骨）を取る。

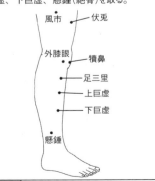

| 主治 | 脚気 |

奇穴

中風七穴
ちゅうふうななけつ

取り方

<1説> 百会、曲鬢、肩井、曲池、風市、足三里、懸鍾(絶骨)を取る。

<2説> 百会、風池、肩井、大椎、曲池、間使、足三里を取る。

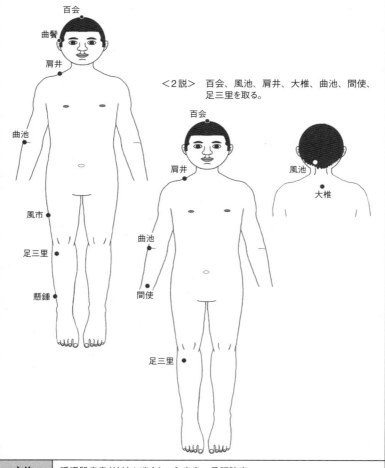

| 主治 | 呼吸器疾患(結核や喘息)、心疾患、言語障害 |

※ 中風：脳血管障害の後遺症

【参考文献】

東洋療法学校協会・日本理療科教員連盟編『新版　経絡経穴概論　第2版』（医道の日本社）

東洋療法学校協会『解剖学』（医歯薬出版株式会社）

尾崎昭弘著『図解　鍼灸臨床手技マニュアル』（医歯薬出版株式会社）

森秀太郎著『解剖経穴図』（医道の日本社）

兵藤明監修『経絡・ツボの教科書』（新星出版社）

形井秀一編著『イラストと写真で学ぶ　逆子の鍼灸治療』（医歯薬出版株式会社）

李 鼎著　浅野周訳『鍼灸学釈難』（源草社）

周春才編著　土屋憲明訳『まんが　経穴入門』（医道の日本社）

坂元大海・原島広至著　形井秀一・高橋研一監修「ツボ単」（NTS）

林典雄著　青木隆明監修　『運動療法のための 機能解剖学的触診技術　上肢　改訂第2版』（メジカルビュー社）

林典雄著　青木隆明監修　『運動療法のための 機能解剖学的触診技術　下肢・体幹　改訂第2版』（メジカルビュー社）

平馬直樹・浅川要・辰巳洋監修　『史上最強カラー図解 プロが教える東洋医学のすべてがわかる本』（ナツメ社）

兵頭明監修　『カラー版　徹底図解　東洋医学のしくみ』（新星出版）

仙頭正四郎監修『カラー図解　東洋医学　基本としくみ』（西東社）

平馬直樹・瀬尾港二・稲田恵子監修　『図解 よくわかる東洋医学─漢方薬・ツボ・食事、3つの養生法で治す』（池田書店）

黄龍祥輯校『黄帝明堂経輯校』（中国医薬科技出版社）

王惟一著『銅人腧穴鍼灸図経』　鍼灸医学典籍大系第9巻　（出版科学総合研究所）

柳谷素霊原著　柳谷清逸校補　『鍼灸治療医典』（石山針灸医学社）

原田晃著『マッスルインパクト』（医道の日本社）

原田晃著『ボーンインパクト』（医道の日本社）

INDEX

あ

足竅陰 (あしきょういん) ・・・・・・・・・・・・・・・・・ 185
足五里 (あしごり) ・・・・・・・・・・・・・・・・・・・・・・・ 193
足三里 (あしさんり) ・・・・・・・・・・・・・・・・・・・・・・ 51
足通谷 (あしつうこく) ・・・・・・・・・・・・・・・・・・・ 123
足の厥陰肝経 (あしのけついんかんけい) ・・・・・・・ 187
足の少陰腎経 (あしのしょういんじんけい) ・・・・・・ 125
足の少陽胆経 (あしのしょうようたんけい) ・・・・・・ 161
足の太陰脾経 (あしのたいいんひけい) ・・・・・・・ 57
足の太陽膀胱経 (あしのたいようぼうこうけい) ・・・・・ 87
足の陽明胃経 (あしのようめいいけい) ・・・・・・・・・ 31
足臨泣 (あしりんきゅう) ・・・・・・・・・・・・・・・・・・ 183
頭竅陰 (あたまきょういん) ・・・・・・・・・・・・・・・ 167
頭臨泣 (あたまりんきゅう) ・・・・・・・・・・・・・・・ 169
瘂門 (あもん) ・・・・・・・・・・・・・・・・・・・・・・・・・・ 205

い

譩譆 (いき) ・・・・・・・・・・・・・・・・・・・・・・・・・・ 112
彧中 (いくちゅう) ・・・・・・・・・・・・・・・・・・・・・ 139
意舎 (いしゃ) ・・・・・・・・・・・・・・・・・・・・・・・・ 114
胃倉 (いそう) ・・・・・・・・・・・・・・・・・・・・・・・・ 115
委中 (いちゅう) ・・・・・・・・・・・・・・・・・・・・・・ 109
維道 (いどう) ・・・・・・・・・・・・・・・・・・・・・・・・ 177
胃兪 (いゆ) ・・・・・・・・・・・・・・・・・・・・・・・・・・・ 99
委陽 (いよう) ・・・・・・・・・・・・・・・・・・・・・・・・ 108
陰郄 (いんげき) ・・・・・・・・・・・・・・・・・・・・・・・・ 72
陰交 (いんこう) ・・・・・・・・・・・・・・・・・・・・・・ 217
陰谷 (いんこく) ・・・・・・・・・・・・・・・・・・・・・・ 131
陰市 (いんし) ・・・・・・・・・・・・・・・・・・・・・・・・・ 49
陰都 (いんと) ・・・・・・・・・・・・・・・・・・・・・・・・ 135
印堂 (いんどう) ・・・・・・・・・・・・・・・・・・・・・・ 228
隠白 (いんぱく) ・・・・・・・・・・・・・・・・・・・・・・・ 58
陰包 (いんぽう) ・・・・・・・・・・・・・・・・・・・・・・ 192
殷門 (いんもん) ・・・・・・・・・・・・・・・・・・・・・・ 107
陰陵泉 (いんりょうせん) ・・・・・・・・・・・・・・・・・ 62
陰廉 (いんれん) ・・・・・・・・・・・・・・・・・・・・・・ 193

う

裏内庭 (うらないてい) ・・・・・・・・・・・・・・・・・ 238
雲門 (うんもん) ・・・・・・・・・・・・・・・・・・・・・・・ 12

え

翳風 (えいふう) ・・・・・・・・・・・・・・・・・・・・・・ 157
瞳明 (えいめい) ・・・・・・・・・・・・・・・・・・・・・・ 230
会陰 (えいん) ・・・・・・・・・・・・・・・・・・・・・・・・ 214
液門 (えきもん) ・・・・・・・・・・・・・・・・・・・・・・ 148
会宗 (えそう) ・・・・・・・・・・・・・・・・・・・・・・・・ 151
会陽 (えよう) ・・・・・・・・・・・・・・・・・・・・・・・・ 106
淵腋 (えんえき) ・・・・・・・・・・・・・・・・・・・・・・ 173

お

横骨 (おうこつ) ・・・・・・・・・・・・・・・・・・・・・・ 131
屋翳 (おくえい) ・・・・・・・・・・・・・・・・・・・・・・・ 39
温溜 (おんる) ・・・・・・・・・・・・・・・・・・・・・・・・・ 23

か

外関 (がいかん) ・・・・・・・・・・・・・・・・・・・・・・ 150
外丘 (がいきゅう) ・・・・・・・・・・・・・・・・・・・・・ 181
解渓 (かいけい) ・・・・・・・・・・・・・・・・・・・・・・・ 54
外陵 (がいりょう) ・・・・・・・・・・・・・・・・・・・・・・ 45
華蓋 (かがい) ・・・・・・・・・・・・・・・・・・・・・・・・ 224
膈関 (かくかん) ・・・・・・・・・・・・・・・・・・・・・・ 113
角孫 (かくそん) ・・・・・・・・・・・・・・・・・・・・・・ 158
鶴頂 (かくちょう) ・・・・・・・・・・・・・・・・・・・・・ 237
膈兪 (かくゆ) ・・・・・・・・・・・・・・・・・・・・・・・・・ 97
華佗夾脊 (かだきょうせき) ・・・・・・・・・・・・・ 232
脚気八処の穴 (かっけはっしょのけつ) ・・・・・・・・・ 239
滑肉門 (かつにくもん) ・・・・・・・・・・・・・・・・・・ 44
禾髎 (かりょう) ・・・・・・・・・・・・・・・・・・・・・・・ 29
頷厭 (がんえん) ・・・・・・・・・・・・・・・・・・・・・・ 163
関元 (かんげん) ・・・・・・・・・・・・・・・・・・・・・・ 215
関元兪 (かんげんゆ) ・・・・・・・・・・・・・・・・・・ 102
陥谷 (かんこく) ・・・・・・・・・・・・・・・・・・・・・・・ 55
完骨 (かんこつ) ・・・・・・・・・・・・・・・・・・・・・・ 168
間使 (かんし) ・・・・・・・・・・・・・・・・・・・・・・・・ 144
関衝 (かんしょう) ・・・・・・・・・・・・・・・・・・・・ 148
環跳 (かんちょう) ・・・・・・・・・・・・・・・・・・・・ 178
患門 (かんもん) ・・・・・・・・・・・・・・・・・・・・・・ 234
関門 (かんもん) ・・・・・・・・・・・・・・・・・・・・・・・ 43
肝兪 (かんゆ) ・・・・・・・・・・・・・・・・・・・・・・・・・ 97

き

気海 (きかい) ……… 217
気海兪 (きかいゆ) ……… 100
奇穴 (きけつ) ……… 227
気穴 (きけつ) ……… 132
気戸 (きこ) ……… 38
気舎 (きしゃ) ……… 37
気衝 (きしょう) ……… 47
鬼城 (きじょう) ……… 236
期門 (きもん) ……… 195
箕門 (きもん) ……… 63
客主人 (きゃくしゅじん) ……… 163
丘墟 (きゅうきょ) ……… 183
球後 (きゅうご) ……… 229
鳩尾 (きゅうび) ……… 222
急脈 (きゅうみゃく) ……… 194
強間 (きょうかん) ……… 207
胸郷 (きょうきょう) ……… 67
侠渓 (きょうけい) ……… 184
頬車 (きょうしゃ) ……… 34
夾承漿 (きょうしょうしょう) ……… 229
夾脊 (きょうせき) ……… 232
侠白 (きょうはく) ……… 13
曲垣 (きょくえん) ……… 82
曲差 (きょくさ) ……… 90
曲泉 (きょくせん) ……… 192
極泉 (きょくせん) ……… 70
曲沢 (きょくたく) ……… 143
曲池 (きょくち) ……… 25
玉枕 (ぎょくちん) ……… 92
玉堂 (ぎょくどう) ……… 223
曲鬢 (きょくびん) ……… 165
魚際 (ぎょさい) ……… 16
曲骨 (きょっこつ) ……… 214
魚腰 (ぎょよう) ……… 228
居髎 (きょりょう) ……… 177
帰来 (きらい) ……… 47
齦交 (ぎんこう) ……… 212
筋縮 (きんしゅく) ……… 201
金門 (きんもん) ……… 121

け

経渠 (けいきょ) ……… 15
迎香 (げいこう) ……… 30
京骨 (けいこつ) ……… 122
瘈脈 (けいみゃく) ……… 157
京門 (けいもん) ……… 175
下脘 (げかん) ……… 219
下関 (げかん) ……… 35
郄門 (げきもん) ……… 143
下極兪 (げきょくゆ) ……… 232
下巨虚 (げこきょ) ……… 53
厥陰兪 (けついんゆ) ……… 95
血海 (けっかい) ……… 63
欠盆 (けつぼん) ……… 38
下髎 (げりょう) ……… 106
下廉 (げれん) ……… 23
肩外兪 (けんがいゆ) ……… 83
肩髃 (けんぐう) ……… 27
懸鍾 (けんしょう) ……… 182
懸枢 (けんすう) ……… 200
牽正 (けんせい) ……… 229
肩井 (けんせい) ……… 173
肩前 (けんぜん) ……… 235
肩中兪 (けんちゅうゆ) ……… 83
肩貞 (けんてい) ……… 80
肩内陵 (けんないりょう) ……… 235
建里 (けんり) ……… 219
懸釐 (けんり) ……… 165
肩髎 (けんりょう) ……… 155
顴髎 (けんりょう) ……… 85
懸顱 (けんろ) ……… 164

こ

行間 (こうかん) ……… 188
後渓 (こうけい) ……… 77
膏肓 (こうこう) ……… 111
合谷 (ごうこく) ……… 21
孔最 (こうさい) ……… 14
交信 (こうしん) ……… 130
公孫 (こうそん) ……… 59
光明 (こうめい) ……… 181
肓門 (こうもん) ……… 115
肓兪 (こうゆ) ……… 134
合陽 (ごうよう) ……… 117
巨闕 (こけつ) ……… 221

巨闕兪 (こけつゆ)	231
巨骨 (ここつ)	28
五処 (ごしょ)	90
腰陽関 (こしようかん)	199
五枢 (ごすう)	176
後頂 (ごちょう)	207
庫房 (こぼう)	39
巨髎 (こりょう)	33
魂門 (こんもん)	113
崑崙 (こんろん)	120

さ

三陰交 (さんいんこう)	60
三間 (さんかん)	21
三焦兪 (さんしょうゆ)	99
攢竹 (さんちく)	88
三陽絡 (さんようらく)	151

し

至陰 (しいん)	123
四華 (しか)	233
二間 (じかん)	20
子宮 (しきゅう)	230
紫宮 (しきゅう)	224
支溝 (しこう)	150
志室 (ししつ)	116
四神聡 (ししんそう)	228
支正 (しせい)	79
糸竹空 (しちくくう)	160
膝関 (しつかん)	191
日月 (じつげつ)	174
膝頂 (しっちょう)	237
失眠 (しつみん)	238
四瀆 (しとく)	152
四白 (しはく)	32
四縫 (しほう)	236
四満 (しまん)	133
耳門 (じもん)	159
尺沢 (しゃくたく)	14
周栄 (しゅうえい)	68
十七椎 (じゅうななつい)	232
膊会 (じゅえ)	155
十指端 (じゅったん)	236
十宣 (じゅっせん)	236
臑兪 (じゅゆ)	81
至陽 (しよう)	202
正営 (しょうえい)	171
小海 (しょうかい)	80
少海 (しょうかい)	71
照海 (しょうかい)	129
上脘 (じょうかん)	220
上関 (じょうかん)	163
商丘 (しょうきゅう)	60
承泣 (しょうきゅう)	32
商曲 (しょうきょく)	134
承筋 (しょうきん)	118
承光 (しょうこう)	91
条口 (じょうこう)	52
上巨虚 (じょうこきょ)	52
承山 (しょうざん)	118
少商 (しょうしょう)	17
少衝 (しょうしょう)	74
承漿 (しょうしょう)	226
上星 (じょうせい)	209
上仙 (じょうせん)	232
少沢 (しょうたく)	76
小腸兪 (しょうちょうゆ)	102
小児斜差の灸 (しょうにしゃさのきゅう)	239
少府 (しょうふ)	73
承扶 (しょうふ)	107
承満 (しょうまん)	42
章門 (しょうもん)	194
衝門 (しょうもん)	64
商陽 (しょうよう)	20
衝陽 (しょうよう)	54
上髎 (じょうりょう)	104
承霊 (しょうれい)	171
消濼 (しょれき)	154
上廉 (じょうれん)	24
食竇 (しょくとく)	66
次髎 (じりょう)	105
頷会 (しんえ)	209
人迎 (じんげい)	36
神闕 (しんけつ)	218
神蔵 (しんぞう)	139
身柱 (しんちゅう)	204

神庭 (しんてい)	210
神堂 (しんどう)	112
神道 (しんどう)	203
神封 (しんぽう)	138
申脈 (しんみゃく)	121
神門 (しんもん)	73
心兪 (しんゆ)	96
腎兪 (じんゆ)	100

す

頭維 (ずい)	35
水溝 (すいこう)	211
水泉 (すいせん)	128
水道 (すいどう)	46
水突 (すいとつ)	36
水分 (すいぶん)	218

せ

睛明 (せいめい)	88
青霊 (せいれい)	70
清冷淵 (せいれいえん)	153
石関 (せきかん)	135
脊中 (せきちゅう)	200
石門 (せきもん)	216
接骨 (せっこつ)	231
接脊 (せっせき)	231
璇璣 (せんき)	225
前谷 (ぜんこく)	76
前頂 (ぜんちょう)	208

そ

率谷 (そっこく)	166
束骨 (そっこつ)	122
外労宮 (そとろうきゅう)	235
素髎 (そりょう)	210

た

太乙 (たいいつ)	44
太淵 (たいえん)	16
大横 (だいおう)	65
大赫 (だいかく)	132
太渓 (たいけい)	127
大迎 (だいげい)	34
大巨 (だいこ)	46
大杼 (だいじょ)	93
太衝 (たいしょう)	189
大鍾 (だいしょう)	128
大腸兪 (だいちょうゆ)	101
大椎 (だいつい)	205
大都 (だいと)	58
大敦 (だいとん)	188
太白 (たいはく)	59
大包 (だいほう)	68
帯脈 (たいみゃく)	176
太陽 (たいよう)	229
大陵 (だいりょう)	145
兌端 (だたん)	212
膻中 (だんちゅう)	223
胆嚢点 (たんのうてん)	237
膽嚢点 (たんのうてん)	237
胆兪 (たんゆ)	98

ち

地機 (ちき)	62
築賓 (ちくひん)	130
地五会 (ちごえ)	184
治喘 (ちぜん)	231
地倉 (ちそう)	33
秩辺 (ちっぺん)	117
中脘 (ちゅうかん)	220
中極 (ちゅうきょく)	215
中渚 (ちゅうしょ)	149
中衝 (ちゅうしょう)	146
中枢 (ちゅうすう)	201
中注 (ちゅうちゅう)	133
中庭 (ちゅうてい)	222
中都 (ちゅうと)	191
中瀆 (ちゅうとく)	179
中府 (ちゅうふ)	12
中風七穴 (ちゅうふうななけつ)	240
中封 (ちゅうほう)	190
中髎 (ちゅうりょう)	105
肘髎 (ちゅうりょう)	26
中膂兪 (ちゅうりょゆ)	103
聴会 (ちょうえ)	162
聴宮 (ちょうきゅう)	85

ち

- 長強 (ちょうきょう) ……………… 198
- 輒筋 (ちょうきん) ……………… 174

つ

- 通天 (つうてん) ……………… 91
- 通里 (つうり) ……………… 72

て

- 定喘 (ていぜん) ……………… 231
- 手五里 (てごり) ……………… 26
- 手三里 (てさんり) ……………… 24
- 手の厥陰心包経 (てのけつついんしんぽうけい) … 141
- 手の少陰心経 (てのしょういんしんけい) ………… 69
- 手の少陽三焦経 (てのしょうようさんしょうけい) … 147
- 手の太陰肺経 (てのたいいんはいけい) …… 11
- 手の太陽小腸経 (てのたいようしょうちょうけい) …… 75
- 手の陽明大腸経 (てのようめいだいちょうけい) …… 19
- 天渓 (てんけい) ……………… 67
- 天衝 (てんしょう) ……………… 166
- 天枢 (てんすう) ……………… 45
- 天井 (てんせい) ……………… 153
- 天泉 (てんせん) ……………… 142
- 天宗 (てんそう) ……………… 81
- 天窓 (てんそう) ……………… 84
- 天池 (てんち) ……………… 142
- 天柱 (てんちゅう) ……………… 93
- 天鼎 (てんてい) ……………… 28
- 天突 (てんとつ) ……………… 225
- 天府 (てんぷ) ……………… 13
- 天牖 (てんゆう) ……………… 156
- 天容 (てんよう) ……………… 84
- 天髎 (てんりょう) ……………… 156

と

- 瞳子髎 (どうしりょう) ……………… 162
- 同身寸 (どうしんすん) ……………… 10
- 陶道 (とうどう) ……………… 204
- 当容 (とうよう) ……………… 229
- 犢鼻 (とくび) ……………… 50
- 督脈 (とくみゃく) ……………… 197
- 督兪 (とくゆ) ……………… 96

な

- 内関 (ないかん) ……………… 144
- 内膝眼 (ないしつがん) ……………… 237
- 内庭 (ないてい) ……………… 55

に

- 乳根 (にゅうこん) ……………… 41
- 乳中 (にゅうちゅう) ……………… 40
- 任脈 (にんみゃく) ……………… 213

ね

- 然谷 (ねんこく) ……………… 126

の

- 脳空 (のうくう) ……………… 172
- 脳戸 (のうこ) ……………… 206

は

- 肺兪 (はいゆ) ……………… 95
- 八邪 (はちじゃ) ……………… 236
- 白環兪 (はっかんゆ) ……………… 104
- 魄戸 (はっこ) ……………… 110
- 八風 (はっぷう) ……………… 238
- 腹通谷 (はらつうこく) ……………… 136

ひ

- 髀関 (ひかん) ……………… 48
- 痞根 (ひこん) ……………… 231
- 膝陽関 (ひざようかん) ……………… 179
- 臂臑 (ひじゅ) ……………… 27
- 眉衝 (びしょう) ……………… 89
- 百会 (ひゃくえ) ……………… 208
- 脾兪 (ひゆ) ……………… 98
- 飛揚 (ひよう) ……………… 119

ふ

- 風市 (ふうし) ……………… 178
- 風池 (ふうち) ……………… 172
- 風府 (ふうふ) ……………… 206
- 風門 (ふうもん) ……………… 94
- 腹哀 (ふくあい) ……………… 66
- 伏兎 (ふくと) ……………… 49
- 復溜 (ふくりゅう) ……………… 129

浮郄（ふげき）	108
府舎（ふしゃ）	64
腹結（ふっけつ）	65
扶突（ふとつ）	29
浮白（ふはく）	167
附分（ふぶん）	110
不容（ふよう）	42
跗陽（ふよう）	119

へ
秉風（へいふう）	82
偏歴（へんれき）	22

ほ
胞肓（ほうこう）	116
膀胱兪（ぼうこうゆ）	103
豊隆（ほうりゅう）	53
僕参（ぼくしん）	120
歩廊（ほろう）	137
本神（ほんじん）	168

む
六つ灸（むつきゅう）	239

め
命門（めいもん）	199

も
目窓（もくそう）	170

ゆ
湧泉（ゆうせん）	126
幽門（ゆうもん）	136
兪府（ゆふ）	140

よ
腰眼（ようがん）	232
陽渓（ようけい）	22
陽交（ようこう）	180
陽綱（ようこう）	114
陽谷（ようこく）	78
膺窓（ようそう）	40
腰腿点（ようたいてん）	235

陽池（ようち）	149
腰痛点（ようつうてん）	235
陽白（ようはく）	169
陽輔（ようほ）	182
腰兪（ようゆ）	198
陽陵泉（ようりょうせん）	180
養老（ようろう）	79

ら
落枕（らくちん）	235
絡却（らっきゃく）	92
闌尾（らんび）	238

り
梁丘（りょうきゅう）	50
梁門（りょうもん）	43

れ
霊墟（れいきょ）	138
蠡溝（れいこう）	190
厲兌（れいだ）	56
霊台（れいだい）	203
霊道（れいどう）	71
列欠（れっけつ）	15
廉泉（れんせん）	226

ろ
労宮（ろうきゅう）	146
漏谷（ろうこく）	61
顱息（ろそく）	158

わ
和髎（わりょう）	159
腕骨（わんこつ）	77

【著者略歴】

原田　晃
Akira Harada

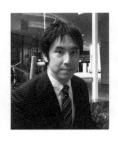

鍼灸師。1973年千葉県生まれ。筑波大学大学院人間総合科学研究科修了。伝統工芸品の営業、昆虫の研究などの職業を経て、中央医療学園専門学校鍼灸学科に入学。卒業後、東京衛生学園専門学校臨床教育専攻科に進む。その後、お茶の水はりきゅう専門学校に専任教員として着任。現在は同校の副校長を務める。主な著書に『マッスルインパクト』『生理学インパクト』などイラストで楽しく学ぶ「インパクト」シリーズ参考書、『でる兄 魂の解剖学!』『でる兄 無双の東洋医学概論!』（医道の日本社）がある。

イラスト：原田晃

編集協力：小林健二（日本内経医学会）
　　　　　片山聡恵（さくら鍼灸治療院、鍼灸専門学校非常勤教員）

本文・カバーデザイン：掛川竜

本文DTP：小田静（株式会社アイエムプランニング）

経穴インパクト

2015年12月23日　初版第1刷発行
2025年　3月25日　初版第8刷発行

著者　　　原田晃
発行者　　戸部慎一郎
発行所　　株式会社医道の日本社
　　　　　〒237-0068　神奈川県横須賀市追浜本町1-105
電話　　　046-865-2161
FAX　　　046-865-2707

2015 ©原田晃
印刷　　　ベクトル印刷株式会社
ISBN：978-4-7529-1149-4 C3047